DE LA

DILATATION FORCÉE

DU SPHINCTER DE L'ANUS

CONSIDÉRÉE SPÉCIALEMENT

DANS SON

Application au Traitement des Hémorrhoïdes

PAR

Frédéric MONOD,

Docteur en médecine de la Faculté de Paris,
Ancien externe des hôpitaux de Paris,
Lauréat de la Faculté de médecine (Prix Corvisart, 1875),
Médaille de bronze de l'Assistance publique.

PARIS

FRÉDÉRIC HENRY, LIBRAIRE-ÉDITEUR

13, Rue de l'École-de-Médecine, 13.

A COTÉ DE L'ÉCOLE PRATIQUE DE LA FACULTÉ, ET PRÈS DU BOULEV. ST-MICHEL

1877

DE LA
DILATATION FORCÉE
DU SPHINCTER DE L'ANUS

CONSIDÉRÉE SPÉCIALEMENT

DANS SON

Application au Traitement des Hémorrhoïdes

PAR

Frédéric MONOD,

Docteur en médecine de la Faculté de Paris,
Ancien externe des hôpitaux de Paris,
Lauréat de la Faculté de médecine (Prix Corvisart, 1875),
Médaille de bronze de l'Assistance publique.

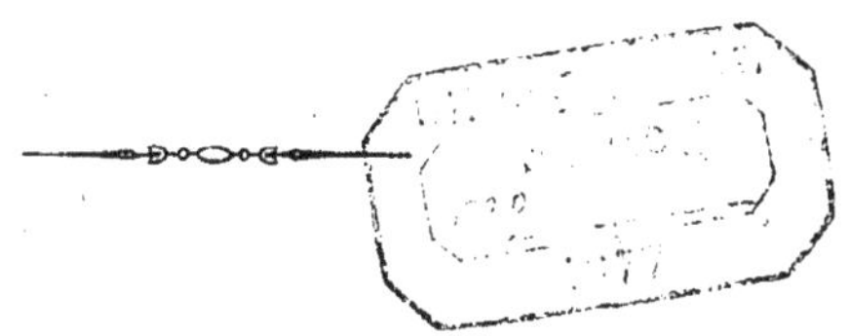

PARIS

FRÉDÉRIC HENRY, LIBRAIRE-ÉDITEUR

13, Rue de l'École-de-Médecine, 13.

A COTÉ DE L'ÉCOLE PRATIQUE DE LA FACULTÉ, ET PRÈS DU BOULEV. ST-MICHEL

—

1877

DE LA

DILATATION FORCÉE

DU

SPHINCTER DE L'ANUS

CONSIDÉRÉE SPÉCICIALEMENT

DANS SON

Application au Traitement des Hémorrhoïdes

INTRODUCTION.

Ayant eu l'occasion, durant ces derniers temps, d'observer plusieurs hémorrhoïdaires auxquels a été appliquée l'opération de la dilatation forcée des sphincters de l'anus, j'ai cherché à m'éclairer sur le problème complexe que soulève ce nouveau traitement des hémorrhoïdes, et séduit par cette étude, je me suis décidé à en faire mon sujet de thèse. Les travaux récents de M. Duret, le Mémoire de M. le Dr Fontan, le rapport et la discussion auxquels il a donné lieu au sein de la Société de chirurgie, ont apporté de précieux éléments à cette question, sur laquelle l'attention avait déjà été attirée, l'an dernier, par la thèse du Dr Cristofari, due à l'initiative de M. le professeur Verneuil.

Puisque le sujet est, pour ainsi dire, à l'ordre du jour, je n'ai pas jugé inutile de rassembler les divers documents qui s'y rattachent et d'adjoindre aux faits déjà connus ceux que j'ai pu observer moi-même. Dans ce travail, je me suis efforcé de donner un exposé fidèle et complet de l'état actuel de la question. Là se bornent mes prétentions, et je m'estimerais heureux si cet humble plaidoyer en faveur de la dilatation forcée encourageait quelques praticiens à user de ce traitement si rationnel des hémorrhoïdes, et à rendre hommage, après avoir constaté ses bons effets, aux hommes éminents qui l'ont institué ou remis en honneur.

Il m'a paru indispensable de consacrer à l'*historique* de la question un premier chapitre, dans lequel j'examine de quelle façon l'opération de la dilatation forcée est entrée dans le domaine chirurgical ; — quels ont été ses principaux promoteurs ; — enfin comment les découvertes anatomiques sur la disposition des veines rectales d'une part, et l'empirisme de l'autre, devaient conduire à l'application spéciale de cette méthode thérapeutique aux hémorrhoïdes.

M'appuyant sur les données de l'anatomie et de la physiologie, que je rappelle brièvement, j'étudie dans un second chapitre le rôle que joue l'appareil musculaire anorectal dans la *pathogénie des hémorrhoïdes* et dans la production des accidents qui en dépendent : procidence, étranglement, irréductibilité, etc.

J'essaye ensuite de prouver par les faits qu'en s'attaquant, au moyen de la dilatation forcée, à la contracture des sphincters, phénomène constant chez les hémorrhoïdaires, on supprime du même coup tous les symptômes fâcheux des varices rectales, suivant l'axiome bien connu : « *sublatâ causâ tollitur effectus.* » Sans perdre de vue mes propres observations et celles que les auteurs m'ont fournies, et m'en servant sans cesse comme d'un fil conducteur, j'examine, dans une série de paragraphes séparés, l'*opération* en elle-même, son *mode d'action*, ses *suites* et ses *accidents* possibles, sa *valeur absolue* et ses avantages relativement aux autres méthodes, ses *adjuvants*, et je me risque à établir les *indications et contre-indications* de ce mode de traitement.

Enfin, après avoir réuni dans un quatrième chapitre les onze *observations* d'hémorrhoïdaires qui servent de base à ce travail, je termine en indiquant par quelques exemples les *autres applications de la dilatation forcée*, qui, pour n'être point toutes passées encore dans le domaine de la pratique chirurgicale, n'en sont pas moins rationnelles et justifiées par certaines tentatives heureuses.

A propos de l'*index bibliographique* qui suit mes *conclusions*, je dois dire que je n'ai pas eu la prétention d'y mentionner tous les auteurs qui ont écrit sur les hémorrhoïdes. Les chirurgiens de tous les temps s'en sont occupés, se transmettant pendant plusieurs générations des erreurs et des contradictions sans nombre, et leur liste interminable, laborieusement dressée, ne présenterait qu'un faible intérêt scientifique. Je ne cite pas même tous ceux dont les travaux ont jeté un nouveau jour sur l'étude de cette affection. J'ai simplement tenu à livrer au lecteur mes pièces justificatives, en le renvoyant aux ouvrages auxquels j'ai eu constamment recours dans la composition de cette thèse, ceux qui traitent spécialement du *rôle de l'appareil musculaire ano-rectal dans la pathogénie des hémorrhoïdes*, et ceux qui retracent l'*histoire de la dilatation forcée des sphincters*.

C'est pour moi un devoir et un plaisir d'exprimer ici ma reconnaissance à mon président de thèse, M. le professeur Verneuil, pour le précieux appui que j'ai trouvé auprès de lui dans le cours de ce travail, et pour les bienveillants conseils par lesquels il a singulièrement facilité ma tâche.

Qu'il me soit permis de remercier également M. Panas pour les indications qu'il m'a aimablement fournies, et pour les observations de son service et de sa clientèle qu'il a bien voulu mettre à ma disposition.

Je prie aussi M. le Dr Fontan (de Lyon) de recevoir mes remerciements pour la communication de son savant mémoire, et mes excuses pour les nombreux emprunts que je n'ai pas craint d'y faire.

CHAPITRE I.

Au mois de juin 1833, le tribunal de police correctionnelle d'Orléans dut juger une affaire assez piquante et qui eut un certain retentissement. Il s'agissait d'un charlatan, du nom de Moltenot, qui avait introduit en France la pratique du *massage cadencé*, fort en usage en Orient, contre les crampes, les spasmes et les douleurs de toute nature. Il opéra en peu de temps des cures merveilleuses, surtout dans des cas de gastrite, « élargissant les parois des organes et suivant les nerfs dans toutes leurs correspondances. » Les chalands affluèrent, et il était en passe de faire fortune lorsque les médecins d'Orléans s'en émurent et songèrent à l'arrêter dans l'exploitation de son industrie. Le tribunal, après quelque hésitation, le condamna à 30 fr. d'amende, non pas pour avoir usé d'un traitement mystérieux, mais « attendu l'exercice illégal de la médecine. » (1)

Ce fut près de cinq ans plus tard, en 1838, que parut dans la *Revue médicale* une note signée de Récamier sur les bons effets de l'extension et du massage cadencé dans diverses affections douloureuses. Il y était question de 13 cas dans lesquels cette pratique avait été suivie d'un plein succès, en particulier contre la constriction de l'anus avec fissure et la constipation opiniâtre. Il en tirait les conclusions suivantes : « dans les contractures musculaires

(1) Arch. méd., 1838, 3ᵉ série, t. I, p. 383.

idiopathiques, l'extension, la compression et le massage surtout cadencé semblent devoir suffire au traitement, comme à celui des crampes ordinaires. La section des muscles dans les torticolis et les spasmes permanents du sphincter anal doit être rarement nécessaire. » (1)

Malgré la notoriété du médecin qui attachait son nom à cette nouvelle méthode, elle fut mal accueillie dans le monde médical, à cause de son caractère étrange et peut-être déshonnête. On voyait avec déplaisir un homme de la valeur de Récamier préconiser les bizarres manœuvres du charlatan Moltenot.

Cette question donna même lieu, dans la presse médicale, à un débat assez plaisant. Les rédacteurs des *Archives de médecine* s'étant permis une certaine réserve à l'égard d'un traitement qu'ils ne croyaient pas à l'abri de tout reproche, ils s'attirèrent les plus violentes injures de la part de la *Revue médicale* et de Récamier lui-même. Ils répondirent à leur tour par un article mordant, dans lequel ils faisaient ressortir l'analogie existant entre les observations de Récamier et celles qui accompagnent les prospectus de quelques personnages peu scientifiques, et raillaient « la précieuse cadence, cette excursion dans les arts libéraux, » qui était sans doute appelée à révolutionner la médecine ! (2)

Le massage cadencé ne rencontra donc pas de partisans. Appliquée par Récamier seul, cette méthode était presque tombée dans l'oubli, quand un jour M. Maisonneuve, l'ayant vu opérer un malade atteint de spasme du sphincter, resta frappé du résultat principal qu'il obtenait par ces manœuvres compliquées, la distension de l'anneau musculaire contracturé. Il comprit que sous un nom bizarre et

(1) De l'extension, du massage et de la percussion cadencée dans le traitement des contractures musculaires (Revue médicale, janvier 1838).

(2) Arch. méd., 1838, 3e série, t. II, p. 118.

des apparences mystérieuses se cachait une idée juste et
pratique. Il s'en empara pour en faire l'application à la
contracture sphinctérienne qui constitue le symptôme capital
de la fissure anale, et, la dégageant de tous les accessoires
inutiles qui l'entouraient, il inaugura, en 1847, sous le nom
de *Méthode de dilatation forcée*, l'opération universellement
adoptée aujourd'hui pour le traitement de la sphinctéralgie
fissurale.

M. Maisonneuve l'exposa, en 1849, dans une clinique
qui fut rédigée et communiquée à la *Gazette des hôpitaux*
par son interne Lepelletier; il fit aussi connaître ses premiers succès à la Société de chirurgie.

Le procédé de Récamier consistait à saisir, entre l'index
introduit dans l'anus et le pouce resté à l'extérieur, le cordon
nduré et résistant formé par le sphincter contracturé, puis
à le malaxer, à l'écraser en quelque sorte par une pression
intermittente à rhythme régulier. Peu à peu il glissait dans
le rectum les autres doigts de la main, auxquels il faisait
même adjoindre quelquefois les doigts d'un aide pour
obtenir une plus large dilatation. Une ou deux séances
suffisaient en général pour amener une guérison complète.

Supprimant le massage et la cadence, M. Maisonneuve
ne se servit pour la distension que de deux doigts, les index
ou les pouces, suivant le degré de force nécessaire pour
vaincre la contracture (2).

C'est à son procédé, dit de douceur, par opposition à la
dilatation violente, et qui sera décrit plus loin avec détails,
que la grande majorité des chirurgiens donnent aujour-
d'hui la préférence; mais, dans le principe, il n'en fut pas
ainsi, et le traitement de la fissure par la distension forcée

---

(1) Lepelletier. Clinique de Maisonneuve (*in* Gazette Hôp., 1849, p. 220).
(2) Maisonneuve. Clinique chirurg., t. II, p. 500.

Monod.   2 rencontra des oppositions vives de la part de Chassaignac, Jobert de Lamballe et d'autres. Convaincus que par cette opération on déchirait les fibres musculaires, et que de cette lésion pouvaient résulter les accidents les plus graves, ils n'hésitaient pas à lui préférer l'incision du sphincter. L'opération de Boyer (1), en effet, avec les modifications heureuses qu'y avaient successivement apportées Dupuytren et Blandin (section partielle, section sous-cutanée), jouissait encore d'une grande faveur.

Cependant, à côté de succès nombreux, Velpeau, Béclard, Richerand, Roux, Lagneau, Blandin et Jobert de Lamballe avaient vu ce moyen échouer ou même donner lieu à des complications mortelles entre leurs mains. Aucun chirurgien ne croyait plus à cette vieille hérésie d'Hippocrate « qu'on peut inciser, exciser, coudre, brûler, corroder l'anus sans causer de dommages » (2). Tous se rendaient bien compte, au contraire, du danger que présentent les opérations sanglantes dans une région aussi vasculaire. Frappés du désaccord qui existait entre une lésion aussi insignifiante et les moyens chirurgicaux graves qu'on lui opposait, quelques praticiens avaient déjà songé à traiter la fissure à l'anus par la dilatation lente et progressive au moyen de mèches d'un volume graduellement croissant. Mais cette méthode, surtout préconisée par Béclard (séances de l'Académie du 11 novembre 1824 et du 10 février 1825) (3) et employée par Marjolin, Dubois, Velpeau et Boyer lui-même. ne tarda pas à être condamnée comme un traitement long, infidèle, et souvent très-douloureux. Dupuytren qui, de son côté, en

(1) A. Boyer. Traité des maladies chirurgicales, 1849, 5ᵉ édition, t. VI, p. 534 et 605.

(2) Hippocrate. Traité des hémorrhoïdes, t. VI, p. 437 de l'édition Littré.

(3) Arch. de méd., 1825, 1ʳᵉ série, t. VII, p. 139 et 310.

avait retiré quelques bons effets, sentait qu'il y avait mieux à faire, et, dans ses leçons orales, on peut lire ces mots, mis comme en vedette au début du chapitre sur le traitement de la fissure anale : « Ce serait rendre un véritable service à l'humanité que de découvrir un moyen thérapeutique capable de guérir cette maladie sans opération » (1). Dans cette phrase Dupuytren avait, pour ainsi dire, pressenti la méthode de Récamier simplifiée par M. Maisonneuve, et préparé les voies à son succès. Celui-ci ne se fit pas longtemps attendre.

Le 2 mai 1849, M. G. Monod lisait à la Société de chirurgie un mémoire plein de faits concluants sur « la dilatation forcée comme moyen de traitement de la fissure à l'anus avec constriction du sphincter ». Si la discussion qui suivit ne lui fut pas entièrement favorable, du moins plusieurs membres de la société, Huguier et Robert entre autres, lui donnèrent-ils leur complète adhésion (2). D'ailleurs, les avantages de cette opération s'imposaient d'eux-mêmes, et très-vite elle devint classique.

Cependant M. Maisonneuve ne tarda pas à faire de nouvelles applications de la dilatation forcée. On trouve consignés dans ses cliniques et dans plusieurs thèses faites sous son inspiration (*Bernet*, 1850 ; *Lepelletier* et *Kunemann* 1851) les résultats heureux de ce mode de traitement dans des cas de *sphinctéralgie simple*, d'*hémorrhoïdes douloureuses ou non*, de *constipation opiniâtre*, de *ténesme isolé ou lié à une dysenterie chronique*.

M. Maisonneuve, appliquant le premier la dilatation forcée aux hémorrhoïdes, me ramène au sujet principal de ce travail, dont on ne me fera pas un crime de m'être

(1) Dupuytren. Leçons orales, 1839, 2ᵉ édition, t. IV, p. 162.
(2) Bull. de la Société de chirurgie, mai 1849, t. I, p. 229.

écarté un instant, pour suivre dans ses évolutions successives l'histoire de cette méthode opératoire. Il est difficile de discerner, à la vérité, quel était le but précis de M. Maisonneuve. Avait-il compris l'influence prépondérante de la constriction du sphincter sur les accidents des hémorrhoïdes, et. conformément à ce qu'il avait observé pour la fissure, espérait-il faire cesser ceux-ci en s'attaquant au muscle contracturé? Il est permis d'en douter, dirai-je avec M. Fontan, si l'on examine les conclusions de Lepelletier et si l'on analyse avec soin les observations contenues dans sa remarquable thèse (1). Plusieurs, en effet, se rapportent à des hémorrhoïdaires atteints en même temps de fissure, et toute l'attention semble avoir été concentrée sur cette dernière dans les suites de l'opération. Les autres cas sont décrits sous cette dénomination : « Contracture du sphincter avec tumeurs hémorrhoïdales », et, à part l'indication de la suppression des douleurs dans la défécation, les détails sur les résultats définitifs de la dilatation font complètement défaut. Il semblerait donc que M. Maisonneuve n'ait vu là que la coïncidence fréquente de deux maladies distinctes. Faisant de la contracture du sphincter anal une affection essentielle dont les symptômes douloureux réclament l'intervention chirurgicale, et ayant à sa disposition un moyen de traitement simple et inoffensif, j'imagine qu'il se mit à pratiquer systématiquement la dilatation forcée chaque fois qu'il constatait cette sphinctéralgie, objet principal de ses préoccupations. Quant à la complication d'hémorrhoïdes, il se bornait à la signaler quond il la rencontrait.

Mais, quelles que soient les interprétations qu'on en

____

(1) Lepelletier. De la contracture du sphincter anal et de son traitement par la dilatation forcée. Thèse de Paris, 1851.

puisse donner, ce double fait n'en demeure pas moins nettement établi par ses écrits et ceux de ses élèves que, dans des cas d'hémorrhoïdes à divers degrés d'évolution, M. Maisonneuve a souvent noté la contracture permanente du sphincter, et qu'il l'a combattue par la dilatation forcée dès l'année 1849. Lepelletier s'est montré plus catégorique encore que son maître lorsqu'il écrivait dans sa thèse : « Plusieurs faits analogues que j'ai observés me permettent de croire à l'existence presque constante de la contracture dans cette affection ». (1) A d'autres était réservé l'honneur de décrire la distension forcée comme traitement rationnel et général des hémorrhoïdes ; c'étaient les remarquables travaux de M. Verneuil, puis de M. Gosselin, sur l'anatomie et la physiologie des veines du rectum, qui devaient aboutir vingt ans plus tard à cette importante déduction thérapeutique.

Pendant une longue période la question fut absolument laissée dans l'ombre, et cela pour divers motifs que je me permettrai d'examiner brièvement.

On peut expliquer d'abord cet abandon par le défaut d'une observation attentive, grâce à cette tendance trop naturelle à l'esprit humain qui consiste à substituer des vues théoriques à la simple constatation des faits. Sans doute les chirurgiens étaient unanimes à admettre avec P. Bérard (2) une contraction passagère, un spasme du sphincter qui, aux époques de congestion, étranglait les tumeurs hémorrhoïdales internes devenues procidentes : mais ils refusaient de croire à cette contracture permanente sur laquelle insistait M. Maisonneuve et que M. Cruveilhier, parlant d'un « rétrécissement spasmodique de

(1) Lepelletier. Loc. cit., p. 25.

(2) P. Bérard et Raige-Delorme. Dict. de méd. en 30 vol., 1837, t. XV, art *Hémorrhoïdes.*

l'anus symptomatique d'hémorrhoïdes, » avait déjà signalée en 1829 (1). Cette constriction paraissait inconciliable avec le fait du prolapsus du paquet variqueux, accident que l'on était plutôt tenté de placer sous la dépendance d'un relâchement du sphincter ; quelques praticiens avaient même eu l'idée de diriger leur thérapeutique dans ce sens. C'est ainsi que Laugier proposait, dans les cas de tumeurs hémorrhoïdales internes volumineuses et procidentes, de maintenir leur réduction en provoquant un rétrécissement artificiel par l'excision des plis rayonnés de la marge de l'anus (2). Et, dans ces dernières années, M. Voillemier ne poursuivait-il pas, en une certaine mesure, le même but en encadrant l'orifice anal, à l'union de la peau et de la muqueuse, par une série de cautérisations ignées longitudinales et superficielles ? (3)

Quelquefois pourtant, il faut le dire, la contracture permanente du sphincter fut constatée et signalée chez des hémorrhoïdaires. Dans quelques rares occasions, elle servit même d'indication première pour le traitement : témoin une observation très-nette de Demarquay (4), que je rapporte plus loin, sur un cas d'hémorrhoïdes avec contracture violente du sphincter, dans laquelle la thérapeutique, exclusivement dirigée contre cette dernière, amena une guérison parfaite des varices rectales.

Dans le mémoire d'où cette observation est tirée, Demarquay montrait par de nombreux exemples les bons effets de la cautérisation ponctuée lorsqu'il s'agit

(1) Cruveilhier. Dict. de méd. et de chir. pratiques, 1829, t. III, art. *Anus*.

(2) D. Mollière. Traité des maladies du rectum et de l'anus, p. 183. Paris, 1877.

(3) Lartisien. Du traitement chirurgical des hémorrhoïdes, p. 23. Thèse de Paris, 1873.

(4) Demarquay. Mémoire sur le traitement des hémorrhoïdes (*in* Gazette méd de Paris, 1860, p. 636).

d'hémorrhoïdes externes, de l'écrasement linéaire dans les cas de tumeur hémorrhoïdale. En effet, par ses qualités hémostatiques, l'écraseur de Chassaignac, avec lequel vint bientôt rivaliser avantageusement le galvano-cautère, réalisait un progrès considérable sur les méthodes sanglantes précédemment employées contre les hémorrhoïdes, et l'on ne s'étonne pas de la faveur générale dont il jouit pour leur traitement dès son apparition sur la scène chirurgicale. Armé d'un moyen qui semblait répondre à toutes les exigences, on ne se préoccupait point d'en chercher de plus simple. Tel est le second motif qui, joint au défaut de constatation de la contracture sphinctérienne, devait retarder l'avènement de la dilatation forcée dans la thérapeutique des hémorrhoïdes.

Il faut signaler enfin, comme dernière cause, une importante source d'erreur qui résidait dans la coïncidence très-fréquente des hémorrhoïdes et de la fissure anale. Si l'on subordonnait le plus souvent, et avec raison, la seconde de ces affections à la première, par contre on ne songeait pas à rattacher la contracture aux varices rectales. Considérant cette contracture comme un satellite inséparable de la fissure, on se préoccupait exclusivement de cette dernière dans l'opération et ses conséquences : les hémorrhoïdes étaient oubliées. Au contraire, si l'attention avait été attirée de leur côté, je suis certain que, dans bien des cas, on aurait pu noter leur amélioration, sinon leur cure radicale à la suite de la dilatation forcée.

Le traitement des hémorrhoïdes qui fait le sujet de ce travail n'est donc pas, à proprement parler, nouveau ; on l'a constamment appliqué depuis le jour où la dilatation forcée est devenue l'opération classique pour la fissure à l'anus, puisque les auteurs s'accordent à reconnaître que la majorité des sujets atteints de fissure sont d'anciens hémorrhoïdaires. Seulement pendant plus de vingt années on l'appliquait avec absence de parti pris, par hasard, parfois sans même s'en douter. Il convient donc de payer un juste tribut d'éloges à MM. Fontan et Verneuil qui sont arrivés à établir tout récemment sur des bases solides un traitement n'ayant jusque là qu'une existence virtuelle, si je puis ainsi dire, et qui ont eu l'incontestable mérite de le dégager des ténèbres et de le systématiser.

Ce traitement n'est, à la vérité, qu'une déduction logique des travaux entrepris, en 1855, par M. Verneuil sur la circulation veineuse du rectum et de l'anus et l'anatomie pathologique des hémorrhoïdes.

Ses belles préparations furent présentées à la Société anatomique en avril et mai 1855 (1), et sont aujourd'hui exposées au musée Dupuytren. L'année suivante, ce chirurgien communiquait au Dr Germain, faisant sa thèse sur la nature et le traitement des hémorrhoïdes, une note en 21 propositions, dans lesquelles la disposition anatomique des veines hémorrhoïdales était décrite en détail avec toutes les conséquences qui en découlent relativement à la pathogénie et aux accidents multiples des varices rectales. La note se terminait par ces mots : « Si ces résultats ne s'appuient pas sur un assez grand nombre de faits pour qu'il soit permis de les considérer comme définitifs, je pense toutefois qu'ils sont vrais d'une manière générale et ne pourront être que modifiés, non infirmés, par les recherches ultérieures » (2). L'avenir lui a donné raison, et les dissections faites depuis lors par M. Gosselin,

____

(1) Bull. de la Soc. anat., vol. XXX, p. 175 et 191.

(2) Germain. Nature et traitement chirurgical des tumeurs hémorrhoïdales. Thèse de Paris, 1856, p. 16.

en 1864 (1), par MM. Dubrueil et P. Richard, en 1868 (2), et tout récemment par M. Duret (3) ont pleinement confirmé les descriptions de M. Verneuil: ces divers travaux seront résumés dans le chapitre suivant.

S'étonnera-t-on de ce fait qu'ayant saisi toute l'importance qu'il convient d'attribuer à la constriction musculaire, et spécialement à la contracture du sphincter, dans l'affection hémorrhoïdale. ce savant maître n'ait pas songé dès cette époque à la combattre par la dilatation forcée? Mais ce fut ici le cas de bien des découvertes anatomiques ou physiologiques : si elles sont fatalement destinées à trouver un jour leur application pratique, celle-ci peut échapper, dans le principe, aux esprits le plus clairvoyants et se fait parfois longtemps attendre.

L'occasion dans laquelle M. Verneuil eut pour la première fois l'idée d'appliquer la dilatation forcée comme moyen thérapeutique exclusif aux varices rectales ne s'est offerte que dans ces dernières années. On me permettra de rappeler en quelques mots ce cas remarquable, qui fut exposé par M. Verneuil dans une de ses cliniques de 1874.

Il avait été consulté, quelque temps auparavant, par un homme distingué, portant un nom connu dans la littérature, qui souffrait depuis 14 ans de douleurs anales qu'il attribuait à l'existence d'une fissure : en réalité, elles étaient dues à des hémorrhoïdes internes, devenues depuis peu procidentes et irréductibles. Non-seulement ses souffrances avaient redoublé, mais encore il avait perdu en

(1) Gosselin. Leçons sur les hémorrhoïdes. Paris. 1866, p. 60 à 75.

(2) Dubrueil et P. Richard. Physiologie pathologique des hémorrhoïdes (Arch. de Physiol., 1868, vol. I, p. 233).

(3) H. Duret. Note sur la disposition des veines du rectum et de l'anus et sur quelques anastomoses peu connues du système porte (Progrès méd., 1877, p. 304, nº du 21 avril).

quelques semaines une telle quantité de sang qu'il était tombé dans une profonde anémie et présentait un état voisin du marasme. Redoutant les conséquences d'une intervention armée quelconque, M. Verneuil se contenta de pratiquer la dilatation forcée du sphincter anal qui était fortement contracturé. Aussitôt l'écoulement sanguin cessa, les douleurs disparurent; l'état général s'améliora, et, de jour en jour, le moribond se sentit renaître à la vie. Depuis lors, M. Verneuil l'a revu à diverses reprises : les accidents ne se sont pas reproduits ; l'ancien malade a retrouvé santé, gaîté et courage, et se considère aujourd'hui comme radicalement guéri de ses hémorrhoïdes.

Déjà avant cette époque la dilatation forcée figurait, pour une part, dans le traitement par la galvano-caustie, que M. Verneuil avait adopté contre les hémorrhoïdes, et qui a donné de si beaux résultats entre ses mains.

En effet, dans presque toutes les observations que renferment les thèses de Calmeille (1) et Lartisien, faites sous l'inspiration de ce savant maître, on mentionne que la cautérisation interstitielle a été précédée ou suivie de la distension du sphincter. Ils insistent tous deux sur la valeur de cette opération préliminaire ou complémentaire, laquelle « ayant pour but de vaincre ou de prévenir la contracture du sphincter qui joue un si grand rôle dans l'affection hémorrhoïdale, concourt à la guérison, et suffirait même toute seule à la cure radicale des hémorrhoïdes au début » (2).

Encouragé par la tentative heureuse dont j'ai parlé, M. Verneuil ne tarda pas à faire de nouvelles applications d'une méthode qui s'accordait si bien, au reste, avec ses

(1) Calmeille. Des hémorrhoïdes et de leur traitement chirurgical. Thèse de Paris, 1870.

(2) Lartisien. Loc. cit., p. 29.

découvertes anatomo-physiologiques. Tous ces faits furent consignés dans un mémoire de M. Duret pour le concours des prix de l'Internat, en 1875; mais ce travail n'a pas été rendu public. Ce fut seulement par la thèse de M. Cristofari (1), soutenue le 29 mai 1876, que les premiers succès de M. Verneuil furent livrés à la publicité. Elle contient trois observations concluantes, et les cas se sont multipliés depuis dans le service d'hôpital ou dans la clientèle de M. Verneuil; je rapporte ceux dont j'ai été témoin. Le 27 avril dernier, le professeur consacrait à ce traitement nouveau des hémorrhoïdes une intéressante leçon clinique que j'ai eu le privilége d'entendre : je crois pouvoir la résumer dans cette affirmation que, pour M. Verneuil, la dilatation forcée du sphincter constitue, à l'heure actuelle, le moyen thérapeutique le plus rationnel à opposer aux accidents multiples des hémorrhoïdes internes.

Telle est aussi la manière de voir de M. Fontan (2). Il y est arrivé empiriquement, dans des conditions d'observation toutes spéciales, dont je ne saurais donner une meilleure idée qu'en transcrivant ce qu'il en dit lui-même.

« Atteint d'hémorrhoïdes externes devenues horriblement douloureuses, écrit-il dans son mémoire, et soupçonnant une complication de fissure anale, je subis, le 3 juin 1875, une dilatation forcée.

« Les symptômes de la fissure cessèrent; mais avec eux je vis disparaître aussi les autres complications de mes hémorrhoïdes: constipation, hémorrhagies quotidiennes, turgescence permanente, procidence, réduction lente et

(1) Cristofari. Du traitement chirurgical des hémorrhoïdes et en particulier de la dilatation forcée. Thèse de Paris, 1876.

(2) J. Fontan. Du traitement des hémorrhoïdes par la dilatation forcée, etc. (Mémoire présenté à la Société de chirurgie). Paris, 1877.

difficile, etc., etc. Les tumeurs hémorrhoïdales elles-même s'amendèrent tellement que je fus frappé de ce résultat inespéré. Je le rapprochai de faits analogues arrivés chez des malades opérés par moi, pour des fissures ou des fistules à l'anus. Ces derniers, en effet, m'avaient bien raconté plus tard que, depuis leur opération, ils étaient débarrassés de leurs hémorrhoïdes ; mais, n'étant pas directement intéressé à la chose, j'avoue que je n'attachai pas à leur dire toute l'importance voulue. Cette coïncidence entre la déchirure du sphincter et la suppression des hémorrhoïdes me parut être la filiation naturelle de deux faits connexes » (1).

M. Fontan reprit donc la question *ab ovo* théoriquement et cliniquement, et adressa au *Moniteur Thérapeutique* de Paris (N° du 1 nov. 1875), une note en douze propositions sur le « traitement des hémorrhoïdes par la dilatation forcée du sphincter anal. »

Un an plus tard (18 oct. 1876) il présentait à la Société de chirurgie, sous le même titre, un travail beaucoup plus volumineux « complément obligé du premier », où le sujet était envisagé sous toutes ses faces et traité avec originalité et talent. Aussi M. Th. Anger, chargé du rapport à faire sur ce mémoire, a-t-il pu déclarer, après quelques restrictions sur la partie didactique de l'œuvre, que « le praticien lui apparaissait sage, prudent et ingénieux, » et ne lui a-t-il pas marchandé ses éloges. Sur sa proposition, la Société de chirurgie vota l'envoi d'une lettre de remercîments à M. Fontan et l'inscription de son nom sur la liste des membres correspondants, distinction à la-

(1) Fontan. Loc. cit., p. 3.

quelle sa remarquable monographie lui donnait d'incontestables droits (1).

Dans la discussion qui suivit, MM. Boinet, Sée, Gillette confirmèrent par des observations personnelles les conclusions de M. Fontan (2). A leur témoignage il m'est permis d'ajouter celui de M. Panas, président actuel de la Société, qui est devenu un des partisans les plus déclarés de la dilatation forcée, à la suite d'un succès fortuit chez une hémorrhoïdaire atteinte en même temps de fissure. Ici, comme dans le cas de M. Fontan, la dilatation ne s'adressait primitivement qu'à cette dernière affection, et la guérison des hémorrhoïdes fut pour M. Panas une surprise et comme une révélation.

Au début de la discussion, M. Verneuil avait pris la parole pour donner sa complète adhésion à la méthode et pour toucher à la question de priorité. En terminant cet historique, déjà trop long, je me bornerai à en dire quelques mots.

D'après les faits que je me suis efforcé de rapporter impartialement dans leur ordre chronologique, il est constant que le médecin de Lyon a des titres antérieurs comme publication : en réalité, MM. Fontan et Verneuil ont retrouvé en même temps, sans s'être concertés, et sans que l'un ait servi de guide à l'autre, une trace qu'avait indiquée M. Maisonneuve en 1849, et dont les chirurgiens comtemporains avaient été distraits pendant vingt-huit années. Ils l'ont suivie, chacun de son côté, avec intérêt et persévérance, pour arriver à transformer en un traitement scientifique, assis sur les bases solides de

(1) Th. Anger. Rapport sur le Mémoire de M. Fontan (*in* Bull. de la Soc. de chir. 1877, t. III, p. 141.

(2) Bull. de la Soc. de chir. (séance du 28 février 1877, t. III, p. 186).

l'anatomie et de la physiologie, une vieille méthode empirique reléguée dans l'ombre, et ils sont devenus collaborateurs involontaires dans cette œuvre utile. Aussi leur appliquerais-je volontiers en commun la phrase qui termine le rapport de M. Th. Anger sur le mémoire de M. Fontan. A défaut du mérite d'avoir préconisé les premiers la dilatation forcée, il peuvent en effet revendiquer simultanément celui d'avoir tiré de l'oubli où elle était tombée la pratique de M. Maisonneuve ; et j'ajoute que, par les développements qu'il a donnés à cette méthode, M. Fontan a plus directement contribué peut-être à sa vulgarisation.

Grâce à leurs louables efforts l'attention des chirurgiens est ajourd'hui définitivement fixée sur ce traitement rationnel et inoffensif des hémorrhoïdes. En présence des faits concluants qu'ils ont livrés à la publicité, ceux qui le connaissaient l'emploieront désormais avec plus de largeur et de confiance, ceux qui l'ignoraient seront tentés d'y recourir. Il est donc permis d'affirmer sans témérité que la dilatation forcée des sphincters de l'anus est en voie de conquérir le premier rang dans la thérapeutique chirurgicale des hémorrhoïdes, de même qu'elle est depuis de longues années la méthode de choix pour la sphinctéralgie fissurale.

Déjà dans la huitième édition du *Manuel de Médecine opératoire* de Malgaigne, qui a paru cette année, M. Le Fort (1) lui consacre quelques lignes. Je souhaite qu'elle trouve bientôt sa place dans tous nos ouvrages classiques, et qu'en tête des descriptions concernant ce traitement, dû à une initiative toute française, les noms de Fontan, Maisonneuve et Verneuil ne soient point séparés.

(1) Le Fort. Manuel de médecine opératoire, 1877, 8e édition, p. 452.

CHAPITRE II.

QUELQUES MOTS SUR LA PHYSIOLOGIE PATHOLOGIQUE DES HÉMORRHOÏDES.

Signalées déjà dans les *Livres sacrés* (1), et étudiées dans un traité spécial par Hippocrate (2), les hémorrhoïdes constituent une des affections les plus communes et le plus anciennement connues. Aussi ne doit-on pas s'étonner et du nombre d'écrits qui leur ont été consacrés, et des idées fausses que la plupart de ces travaux renferment jusqu'au commencement de ce siècle, en particulier sur la nature de la maladie et sur ses prétendus avantages. Ces deux questions sont aujourd'hui jugées ; renvoyant au livre remarquable de M. Gosselin pour la démonstration des faits, je puis donc poser d'une part cet axiome que les hémorrhoïdes ne sont jamais un mal désirable, et d'autre part adopter, sans la justifier, la définition donnée par ce chirurgien en tête de son ouvrage : « Les hémorrhoïdes sont des tumeurs variqueuses de la région anale, susceptibles de donner du sang à certains moments. »

Plus complexe est la question d'étiologie et de physiologie pathologique, et il s'en faut qu'elle soit complètement élucidée. Je crois indispensable d'en dire quelques mots, d'autant qu'elle est étroitement liée au sujet principal de cette thèse, le traitement des hémorrhoïdes par la dilatation forcée.

---

(1) « Et les Philistins furent frappés, depuis le plus petit jusqu'au plus grand d'hémorrhoïdes internes. » 1er livre du Prophète Samuel, ch. V, v. 9.

(2) Hippocrate. Traité des hémorrhoïdes, loc. cit.

Pathogénie des hémorrhoïdes. — Obligés de déclarer qu'on sait fort peu de chose sur l'étiologie des hémorrhoïdes, et qu'elles ne reconnaissent pas de causes occasionnelles évidentes, la plupart des auteurs signalent certaines conditions de structure, de connexions et de fonctions, spéciales à la portion terminale du tube digestif, qui constitueraient des causes prédisposantes à cette affection. Ces considérations s'appliquent également aux hémorrhoïdes externes et internes ; je me bornerai à rappeler les plus importantes : région si riche en vaisseaux veineux qu'après injection la muqueuse en paraît presque exclusivement composée ; absence de valvules dans les réseaux dépendant de la veine porte, favorisant la stase du sang dans des parties qui y sont déjà prédisposées par leur seule déclivité ; sensibilité vive, fréquemment mise à l'épreuve par l'accumulation de matières irritantes par leur volume, leur consistance, leur composition et leur long séjour ; voisinage de la portion la plus active des organes génito-urinaires dont les excitations, les congestions et les altérations pathologiques ont un retentissement évident sur les organes contigus; efforts de toute espèce enfin qui viennent augmenter la tension vasculaire dans la région anale.

Mais les recherches anatomiques et physiologiques de MM. Verneuil, Gosselin, Dubrueil et P. Richard et les travaux tout récents de M. Duret ont jeté un nouveau jour sur la pathogénie des *hémorrhoïdes internes*, que j'aurai seules en vue dans la suite de ce chapitre. Ces auteurs ont été, en effet, unanimes à montrer que la disposition des veines du rectum constitue une cause, non-seulement prédisposante, mais encore directement active dans la production des varices de cette région. N'ayant aucune part personnelle à revendiquer dans ces travaux, je ne saurais mieux faire que d'en mettre sous les yeux du lecteur une analyse exactement fidèle, que j'emprunterai surtout aux intéressantes recherches de M. Duret (1).

Les veines du rectum se divisent en deux classes : hémorrhoïdales internes (hém. supérieures) s'abouchant dans la petite mésaraïque qui appartient au système porte ; hémorrhoïdales externes (hém. moyennes et inférieures), branches de l'hypogastrique et de la honteuse interne, appartenant au système veineux général.

Les hémorrhoïdales supérieures seules se distribuent à la muqueuse du rectum jusqu'à la marge de l'anus ; c'est parleur partie inférieure, comme le prouvent les injections, que commencent les hémorrhoïdes internes. Les veines hémorrhoïdales moyennes et inférieures appartiennent aux autres tuniques intestinales et aux téguments cutanés. Malgré ce qu'en disent la plupart des auteurs, les anastomoses entre ces deux ordres de vaisseaux sont extrêmement rares et déliées et ne peuvent être démontrées que par des injections très-fines : elles ne se développent que dans certaines conditions pathologiques amenant une augmentation de tension dans le système porte, et servent alors de canaux de dérivation ; j'y reviendrai tout à l'heure.

Au reste, cet isolement des deux circulations trouve son explication naturelle dans le développement du rectum et de l'anus, d'abord séparés et pourvus de vaisseaux propres, et plus tard réunis par soudure. De ce mode de développement déroule la division de cette région en trois zônes distinctes fort bien décrites par M. Duret, et alimen-

---

(1) Pour m'aider dans cette description, j'ai eu également recours aux belles préparations de MM. Gosselin et Verneuil déposées au musée Dupuytren ; j'ai pu examiner, en outre, les pièces très-démonstratives que vient de préparer M. Faure, un des candidats au concours de l'adjuvat de cette année (1877).

tées par trois réseaux veineux différents, qu'il nomme *sous-sphinctérien*, *péri-sphinctérien* et *rectal*. On reconnait : une *zône cutanée*, à laquelle appartiennent les veines hémorrhoïdales inférieures, qui seront le siége des hémorrhoïdes externes proprement dites ; une *zône moyenne* ou *fibroïde*, représentant la trace cicatricielle de la réunion du cul-de-sac rectal et de la dépression anale, et à laquelle se distribuent les veines hémorrhoïdales moyennes dont la dilatation formera les hémorrhoïdes externes dites cutanées et muqueuses ; enfin, une *zône muqueuse* ou *rectale* proprement dite, dont le riche système veineux doit m'arrêter un instant, à cause des particularités importantes qu'il offre au point de vue des hémorrhoïdes internes.

On ne décrivait autrefois, sous le nom de veines hémorrhoïdales supérieures, que six à huit rameaux qui, sortis des parois du rectum vers le tiers supérieur de l'ampoule rectale, allaient se réunir en arrière et sur les côtés en trois ou quatre troncs volumineux, suivant à sa surface un trajet rectiligne ; on se bornait à ajouter que ces vaisseaux ont leur origine dans le plexus veineux péri-sphinctérien.

C'est M. Verneuil qui a décrit le premier la portion initiale de leur trajet dans les parois mêmes du rectum. On voit sous la muqueuse une dizaine de branches primitives qui semblent naître à 2 centimètres du pourtour de l'anus, au niveau des valvules de Morgagni, par de petites *ampoules* ovalaires formant une rangée circulaire, et présentant un volume qui varie de la grosseur d'un grain de blé à celle d'un petit pois.

Ces veines montent flexueuses et parallèles, serrées les unes contres les autres, tout en restant indépendantes à la façon des fils d'une aigrette (disposition analogue à celle qu'on rencontre à l'extrémité inférieure de l'œsophage, dans le réseau veineux du cardia); puis, à la hauteur de 10 à 12 centimètres, elle se recourbent brusquement et perforent perpendiculairement la paroi rectale, pour aller dans le mésorectum constituer par leur réunion les cinq ou six troncs volumineux mentionnés plus haut. La tunique musculaire leur livre passage par de véritables *boutonnières* dépourvues d'anneau fibreux protecteur, et M. Dubrueil a montré qu'en raison des deux ordres de fibres circulaires et longitudinales dont est composée cette tunique, les boutonnières sont en quelque sorte doubles, c'est-à-dire formées de deux anneaux allongés superposés, et dont les grands axes sont à angle droit l'un sur l'autre.

Enfin, si l'on dissèque avec soin l'ampoule qui termine ces branches perforantes, on voit qu'elle se continue inférieurement avec une petite veinule qui passe à travers le sphincter interne, pour aller se jeter dans un rameau d'origine des veines hémorrhoïdales externes. Plusieurs de ces petits canaux de communication entre les veines du rectum et celles de l'anus remontent sur le bord supérieur du sphincter externe, mais un grand nombre aussi pénétrent obliquement entre deux faisceaux de ce muscle.

On comprend quel parti on a pu tirer des connaissances qui précèdent pour la physiologie pathologique des hémorrhoïdes.

Les rapports qu'affectent les hémorrhoïdales supérieures et leurs canaux de dérivation avec des anneaux contractiles, suceptibles d'exercer sur ces vaisseaux une compression intermittente par le jeu régulier des fibres musculaires, ou même constante dans le cas de contracture, constituent une condition générale éminemment favorable à la production d'hémorrhoïdes internes. Bien plus, chez tous les sujets, même chez les plus jeunes enfants, on trouve des hémorrhoïdes à l'état rudimentaire, représentées par les petits culs-de-sac dont j'ai parlé. Mais alors pourquoi tout le monde n'est-il pas hémorrhoïdaire? Pourquoi ces ampoules ovalaires ne se développent-elles que chez certains individus ?

C'est ici qu'on doit faire intervenir les causes occasionnelles ou déterminantes qui pendant longtemps ont été seules invoquées : ces causes, dont on a beaucoup exagéré le nombre, agissent toutes de la même façon, en produisant un afflux de sang considérable vers le rectum et l'anus, et par suite une stase ou une congestion dans les veines rectales. Sans parler des causes générales, l'hérédité, le tempérament, l'arthritisme, le climat, etc., dont l'influence n'a jamais été nettement démontrée, on peut citer les professions sédentaires, les excès de table, l'abus du coït et certaines affections génito-urinaires, la pédérastie passive, peut-être l'usage immodéré des lavements et des purgatifs drastiques, mais par dessus tout la constipation. Chez les personnes constipées, en effet, l'accumulation parfois énorme de matières dures dans l'ampoule rectale oppose un puissant obstacle à la circulation en retour, et en même temps les efforts considérables que nécessite la défécation déterminent un afflux plus grand du sang apporté par les artères et une augmentation de tension dans le système porte, comme l'ont démontré MM. P. Bert et Rosapelly.

Dans ces conditions diverses, les ampoules terminales des veines hémorrhoïdales supérieures gorgées de sang subissent une pression excentrique qui amène la distension lente et progressive de leurs parois. Toutefois pour que cette dilatation variqueuse se produise, il est nécessaire que la cause ait agi pendant un temps prolongé, ou tout au moins se soit fréquemment répétée : car l'élément musculaire de la paroi veineuse ne s'affaiblit et ne se laisse forcer que difficilement. C'est ce qui explique, sans doute, pourquoi les hémorrhoïdes, si communes chez l'adulte et le vieillard, ne se rencontrent guère dans les vingt premières années de la vie.

Remarquons que, dans cette grande catégorie d'hémorrhoïdes produites par exagération de la tension vasculaire, par « fluxion sanguine, » comme on disait autrefois, ce ne sont pas les boutonnières contractiles qui agissent de la façon la plus directe ; les veines elles-mêmes jouent ici un rôle actif. Volumineuses et turgescentes, elles viennent, pour ainsi dire, au devant de ces anneaux et s'étranglent sur leurs parois ; les fibres musculaires irritées par action réflexe se contractent à leur tour et augmentent la constriction. Dans certains cas, au contraire, les boutonnières musculaires sont seules directement actives. En effet, sous l'influence de causes locales irritantes ou de troubles d'innervation encore indéterminés, les fibres musculaires du rectum peuvent devenir le siége de contractions spasmodiques violentes ou même d'une véritable contracture, le plus souvent liée alors à une contracture analogue des muscles sphincters et du releveur de l'anus. On comprend que dans ces conditions les varices rectales puissent avoir un développement bien plus rapide.

S'il est constant, d'après les données de l'anatomie et de la physiologie, que l'action mécanique joue un rôle capital dans la production des hémorrhoïdes, on aurait tort néanmoins de s'imaginer que leur seule cause efficiente réside dans la tunique musculaire du rectum. En effet, à côté des hémorrhoïdes succédant à des congestions *actives* du rectum, dont j'ai parlé plus haut, il importe de mentionner

toute une classe d'hémorrhoïdes produites passivement, lorsqu'il existe une compression, à une hauteur quelconque,
sur le trajet du système porte. Au-dessous de l'obstacle
s'établit une stase sanguine qui gagne de proche en proche jusqu'aux culs-de-sac ovalaires et détermine tardive-
ment leur dilatation variqueuse. C'est dans ce groupe
d'hémorrhoïdes *passives*, pour me servir de l'excellente
dénomination proposée par M. Verneuil, qu'on doit ran-
ger les varices ano-rectales si communes chez les femmes
enceintes, et celles qu'il n'est pas rare de rencontrer chez
les sujets atteints d'affections hépatiques, spécialement
dans la congestion chronique et l'hypertropie simple du
foie, et dans la première période de la cirrhose. Une dé-
générescence tuberculeuse des ganglions mésentériques,
un cysto-sarcome de l'ovaire, toute espèce de tumeur
abdominale enfin pourrait de même donner lieu à la production d'hémorrhoïdes.

On observera qu'au point de vue de leur pathogénie les
varices du rectum peuvent être exactement rapprochées de
celles des membres inférieurs. C'est aussi par action mécanique que ces dernières se forment, et, s'il est vrai que la
compression soit le plus souvent exercée par les faisceaux
musculaires qui livrent passage aux veinules profondes
de la jambe, et par l'anneau du soléaire que traverse le
tronc veineux tibio-péronier, il n'est pas moins certain
que les veines de la jambe subiront une dilatation pathologique si la compression est déterminée par une tumeur
siégeant sur la cuisse, au pli de l'aine ou dans l'abdomen.

De la contracture du sphincter anal. — Sous l'influence de
causes occasionnelles permanentes ou souvent mises en jeu
— action efficace des anneaux musculaires ou compression
intra-abdominale —, de petites tumeurs variqueuses se sont

formées à la partie terminale des veines du rectum. Que vont devenir ces tumeurs naissantes ? Quels sont les agents qui influeront sur leur développement ultérieur ?

Ici se place un nouveau fait de physiologie pathologique qui joue un rôle capital dans l'évolution des hémorrhoïdes internes et domine toute leur symptomatologie, je veux parler de la contracture du sphincter anal.

MM. Fontan et Verneuil considèrent tous deux cette contracture sphinctérienne comme un phénomène à peu près constant. Mais, tandis que M. Verneuil pense qu'elle tient seulement sous sa dépendance les accidents ultérieurs des hémorrhoïdes, M. Fontan lui attribue une action prépondérante dans leur pathogénie proprement dite. Les lignes qui précèdent montrent que c'est à l'opinion de M. Verneuil que je me rattache. Quelquefois, il est vrai, on voit survenir des hémorrhoïdes chez de jeunes sujets primitivement atteints de *sphinctéralgie simple*, maladie essentielle, tout à fait comparable au vaginisme, au spasme du col de la vessie, au rétrécissement spasmodique de l'œsophage, etc. Dans ces conditions s'établit une constipation opiniâtre et, tout au moins indirectement, on pourra dire qu'il existe entre la contracture et les varices rectales un rapport de cause à effet.

Mais ce sont là des exceptions, et, dans la grande majorité des cas, la contracture est secondaire et peut s'expliquer par un mécanisme très-simple. Les petites ampoules variqueuses, pour me servir de l'heureuse comparaison de M. Duret, titillent et irritent la muqueuse rectale comme les polypes utérins irritent la muqueuse utérine; elles en déterminent la congestion, et celle-ci provoque bientôt, à son tour, par action réflexe, la contracture du sphincter ou, pour parler avec plus d'exactitude, des *sphincters* de l'anus.

On sait, en effet, que l'occlusion de l'extrémité du tube digestif est obtenue par deux muscles orbiculaires, emboîtés l'un dans l'autre comme deux cylindres, selon l'expression de M. Sappey : le sphincter externe, constitué par des fibres striées, recouvre dans sa moitié inférieure le sphincter interne formé par la condensation des fibres circulaires lissés du gros intestin. Mais cette distinction, importante en anatomie, offre moins d'intérêt au point de vue physiologique et pathologique ; ces deux muscles ont le plus souvent une action synergique, et sont simultanément atteints soit de contracture, soit de paralysie. Dans certaines observations, il est vrai, on a signalé une contracture plus prononcée de l'un des deux, et spécialement du sphincter interne ; mais M. Verneuil ne croit pas qu'elle puisse exister isolément. C'est pourquoi, au cours de ce travail, je continuerai à dire « le sphincter », considérant que, relativement à l'affection hémorrhoïdale, ces deux ordres de fibres distinctes constituent un seul et même muscle, ayant un rôle unique.

La contracture peut être violente ou légère, douloureuse ou indolente, et il m'a paru que ces caractères marchaient de pair, deux à deux. Dans les cas de contracture modérée ou même à peine sensible, il est rare d'observer de la douleur. Si l'anneau est étroitement serré, au contraire, livrant difficilement passage au doigt explorateur, la sensibilité du sphincter est généralement exaltée, et la défécation et le toucher lui-même provoquent des souffrances vives et prolongées. Quand la contracture est extrême, elle s'accompagne souvent de contraction spasmodique du releveur de l'anus, et les douleurs sont alors intolérables, comme on en peut voir un exemple dans l'Obs. XIV.

Enfin cette contracture, d'ordinaire constante, peut n'apparaître que d'une façon intermittente à chaque garde-robe, ou bien subir à des intervalles plus ou moins rapprochés des exacerbations qui coïncident avec ce que l'on a appelé les « crises hémorrhoïdaires ».

Examinons maintenant en détail l'influence qu'exerce la contracture sphinctérienne sur les tumeurs hémorrhoïdales. Je lui reconnaitrai deux éléments:

Elle contribue d'abord à leur rapide *accroissement*, et, lorsque les hémorrhoïdes ont atteint un volume suffisant pour venir faire issue à la marge de l'anus, c'est encore elle qui tient sous sa dépendance la série d'*accidents* dont cette procidence n'est que le premier terme.

1° Pour expliquer l'augmentation de volume des hémorrhoïdes, il faut invoquer la suppression des voies anastomotiques qui, à travers le sphincter, reliaient les veines hémorrhoïdales internes et externes. On se le rappelle, ces vaisseaux, extrêmement déliés, sont susceptibles de se développer dans le cas d'hémorrhoïdes commençantes, constituant ainsi de précieux canaux de dérivation pour le sang veineux qui distend les origines du système porte. Mais, au moment même où ils pourraient être avantageusement mis à profit, survient la contracture du sphincter, et ils sont étranglés entre les faisceaux musculaires.

Ce n'est pas tout : non-seulement la contracture intercepte la seule voie d'écoulement qui restât au sang accumulé dans les veines rectales, mais encore, par suite de la constipation qu'elle entretient et de la gêne qu'elle apporte à la défécation, elle augmente la stase sanguine et produit une exagération de tension dans le système veineux abdominal.

2° Les tumeurs hémorrhoïdales augmentent donc rapidement de volume, et les *vasa vasorum* devenant eux-mêmes variqueux contribuent encore à cet accroissement : elles se pédiculisent, s'isolent et ne tardent pas à devenir procidentes. Diverses conditions concourent à faciliter cette procidence : l'isolement parfait de ces tumeurs, développées dans des culs-de-sac qui n'ont entre eux aucune connexion ; la laxité très-grande de la muqueuse, qui permet aux hémorrhoïdes de saillir de plus en plus dans la cavité du rectum et se laisse bientôt entraîner elle-même par leur poids progressivement croissant ; enfin la constitution même des varices qui, contrairement aux hémorroïdes externes, sont exclusivement formées de tissu veineux sans interposition de tissu conjonctif, comme le fait remarquer M. Gosselin.

En général le prolapsus se produit à chaque garde-robe, le bol fécal dur et volumineux chassant devant lui, lorsqu'il parvient à vaincre enfin l'obstacle résidant dans le sphincter, les tumeurs hémorrhoïdales longtemps comprimées. Alors apparaissent plusieurs accidents évidemment imputables à la contracture musculaire. Le sphincter, en effet, se resserre violemment sur le pédicule du paquet procident qu'il étrangle, et, agissant à la façon d'une véritable ligature, il y produit une turgescence excessive et le plus souvent douloureuse. Bientôt les parois luisantes et violacées deviennent incapables de résister à l'énorme distension sanguine ; quelques-unes des tumeurs se rompent et donnent lieu à une hémorrhagie plus ou moins abondante suivant l'étendue de la rupture. En partie vidées par cette saignée, les hémorrhoïdes s'affaissent et peuvent repasser à travers la filière sphinctérienne et rentrer dans le rectum. Aussitôt qu'elles sont réduites, tout le sang qu'elles contenaient est repris par le torrent circulatoire, et elles se dérobent à toute exploration, n'existant, pour ainsi dire, qu'à l'état virtuel jusqu'à la défécation suivante qui amènera le retour des mêmes symptômes. J'ai entendu M. Verneuil établir une comparaison très-juste entre les hémorrhoïdes internes, suivant qu'elles sont réduites ou turgescentes, et le pénis, à l'état de flaccidité ou d'érection.

Les accidents que j'ai énumérés ne présentent, chez la plupart des malades, qu'une intensité modérée en temps ordinaire : la réduction du paquet variqueux est facilement obtenue avec la main, à la fin de la garde-robe ou quelques instants après. Mais à des intervalles irréguliers, ou, plus rarement, périodiques, surviennent, huit ou dix fois au moins dans le cours d'une année, des *crises hémorrhoïdaires* pendant lesquelles tous les accidents s'aggravent. Elles succèdent souvent à un excès quelconque, à une fatigue immodérée ; d'autres fois il est impossible de leur découvrir une cause plausible, et c'est dans ces cas qu'on a voulu faire intervenir une sorte de fluxion active dépendant elle-même d'une pléthore sanguine. Quoi qu'il en soit de la question d'étiologie, on observe, à ces époques, que la distension des tumeurs hémorrhoïdales est portée à ses dernières limites : cette érection véritable est encore accrue par le voisinage presque constant d'hémorrhoïdes externes, devenues elles-mêmes turgescentes et douloureuses. Alors aussi la contracture, portée à son maximum, donne lieu à d'abondantes hémorrhagies, et le prolapsus ne peut être réduit qu'au prix de laborieuses manœuvres de taxis et de souffrances vives. Parfois même tous les efforts de réduction restent impuissants ; le paquet variqueux ayant perdu son droit de domicile dans le rectum, s'enflamme et se sphacèle, et ce peut être un mode de guérison spontanée.

La crise dure quelques jours ou même quelques semaines, puis tout rentre dans l'ordre. Mais la répétition de ces accidents et les souffrances qu'ils entraînent jettent l'hémorrhoïdaire dans un état d'épuisement nerveux et d'affaissement moral qui le décident enfin, après avoir expérimenté l'insuffisance des moyens palliatifs, à demander à la chirurgie la guérison de sa maladie.

CHAPITRE III.

TRAITEMENT DES HÉMORRHOÏDES PAR LA DILATATION FORCÉE
DU SPHINCTER ANAL.

Le temps a fait justice des vieilles erreurs perpétuées
durant des siècles sur l'efficacité des hémorrhoïdes, ces
« veines d'or » dont le ciel, dans ses dispensations pré-
voyantes, gratifiait les bilieux et les pléthoriques pour les
mettre à l'abri de maladies plus graves.

Il y a pourtant une distinction à établir au point de vue
de la thérapeutique qui doit être dirigée contre elles.
Dans certaines conditions, en effet, alors que les hémorrhoïdes, constituant à peine une gêne, sont dites
indifférentes, il est préférable de n'y point toucher ou de
ne les traiter que par des lotions émollientes et des soins
de propreté. Étant admis qu'il est plus sage de s'abstenir
d'une opération, même la plus bénigne, si elle n'est pas
indispensable, on satisfait alors à une règle de prudence
et non point à une sorte de crainte respectueuse. Mais le
plus souvent, par ses symptômes douloureux ou par les
hémorrhagies auxquelles elle donne lieu, cette affection
réclame une intervention active. Quelle sera-t-elle?

Je ne prétends point passer en revue ici les nombreuses
méthodes chirurgicales qui ont été tour à tour préconisées
pour les opposer séparément à la dilatation forcée. J'estime
qu'il vaut mieux consulter les faits qui parleront d'eux-
mêmes assez haut en faveur de cette dernière.

En effet, à part certains cas particuliers, sur lesquels je

fais mes réserves pour y revenir plus loin, je crois, avec MM. Fontan et Verneuil, que la dilatation forcée des sphincters de l'anus constitue le moyen de traitement le plus général des hémorrhoïdes. Déjà cette opération se trouve justifiée par l'examen que nous avons fait de la pathogénie de cette affection et du rôle qu'y joue l'appareil musculaire ano- rectal. Jusqu'ici tous les procédés opératoires s'adressaient aux tumeurs hémorrhoïdales elles-mêmes, soit pour les détruire, soit pour y obtenir une oblitération sanguine. N'est-ce point satisfaire à une indication plus urgente que de combattre l'obstacle mécanique qui les tient sous sa dépendance ?

Pour que sa cause soit gagnée, il me reste à prouver qu l'opération la plus rationnelle est en même temps la plus simple, la plus facile d'exécution, la plus inoffensive, et à exposer les bons résultats qu'elle a déjà donnés.

§ 1. — *Procédé opératoire.*

J'ai déjà indiqué, dans le chapitre d'historique, la manière heureuse dont M. Maisonneuve avait simplifié le procédé de Récamier. Mais, comme l'opération de la dilatation forcée a été modifiée depuis au gré des chirurgiens, il est bon de la décrire avec quelques détails, telle qu'elle est applicable au traitement des hémorrhoïdes.

En effet, le but que l'on poursuit peut être atteint par deux méthodes très-différentes : la *dilatation instantanée et faite avec violence* ; la *dilatation lente et pratiquée avec douceur*, qui fut exposée et recommandée avec insistance par M. Monod, dans son mémoire de 1849. D'après les premières observations de M. Maisonneuve, il semble qu'il ait d'abord adopté la première méthode ; mais il ne tarda pas à se convaincre que la brusquerie était inutile, sinon dangereuse et dans ses Cliniques, lorsqu'il décrit l'opération, il insiste sur la nécessité d'une sage lenteur, qui n'exclut pas l'énergie et met à l'abri de déchirures ou de contusions graves.

Au contraire, d'autres chirurgiens, dans l'espoir d'obtenir la rupture des fibres du sphincter, employèrent la dilatation instantanée, soit avec deux doigts violemment écartés, soit avec la main tout entière qu'ils faisaient pénétrer dans l'ampoule rectale, les doigts réunis en cône, et retiraient ensuite brusquement, le poing fermé. Il faut signaler aussi la pratique de P. Guersant qui jouit durant quelques années d'une certaine faveur. Quoi qu'on en ait dit, elle n'avait aucun rapport avec celle de Récamier, puisque le massage n'y figurait point : adjoignant à sa main celle d'un aide, Guersant s'en servait comme d'un coin pour forcer, en quelque sorte, l'entrée du rectum. Je ne sache pas qu'aucun chirurgien ait aujourd'hui recours à ce procédé, dont l'emploi fut plus d'une fois suivi d'ecchymose ou d'abcès de la région anale.

C'est peut-être dans les accidents auxquels donnèrent lieu ces manœuvres intempestives qu'il faut chercher la cause de l'hostilité que l'opération la plus bénigne a rencontrée de la part de quelques chirurgiens. En réalité ce n'était pas l'opération de Maisonneuve, mais sa contrefaçon, qui était justiciable de ces reproches. A part quelques exceptions, le procédé de douceur a prévalu. C'est celui que j'ai vu appliquer chez les hémorroïdaires dont je rapporte les observations, et c'est celui que je vais décrire.

Mais ici j'ai encore une division à établir. La distension lente et méthodique peut être faite avec les doigts ou avec un instrument.

Préliminaires de l'opération. — Dans les deux cas, au reste, les préliminaires sont les mêmes. On vide l'ampoule rectale par deux lavements, administrés le matin de l'opération et la veille au soir ; de plus, on a soin que le malade soit à jeun afin de pouvoir le soumettre à l'anesthésie générale.

Celle-ci a un triple avantage : éviter au malade d'atroces souffrances, dont on peut se faire une idée si l'on songe combien est douloureuse, chez certains hémorrhoïdaires, la simple introduction du petit doigt dans le rectum ; comme conséquence, supprimer les mouvements désordonnés qui gêneraient le chirurgien ; enfin déterminer un certain degré de relâchement du sphincter qui facilite la dilatation ; mais pour cela il faut pousser assez loin l'anesthésie. Quant au choix de l'agent anesthésique, c'est là une question très-secondaire : j'ai toujours vu employer le chloroforme avec succès ; M. Fontan, en sa qualité de lyonnais, donne la préférence à l'éther sulfurique.

Quand le malade est endormi, l'attirant au bord du lit, on le couche sur le côté, comme pour opérer une fistule à l'anus, et l'on procède à la dilatation forcée. C'est ici que les méthodes diffèrent. Je décrirai successivement celle de MM. Maisonneuve et Monod, qu'ont adoptée la plupart des chirurgiens, et celle que préconise M. Verneuil.

Dilatation digitale. — Pour le premier procédé, je me borne à résumer l'excellente description de Lepelletier. On se sert également des pouces et des index : si l'on peut, avec les premiers, déployer une force plus grande, par contre, avec les index on a plus de chance d'atteindre la limite supérieure du sphincter interne. Les deux doigts, préalablement cératés, sont successivement introduits avec précaution dans le rectum, de façon à ce que leurs faces palmaires regardent les parties antérieure et postérieure de de l'ouverture anale, tandis que leurs faces dorsales sont fortement appliquées l'une contre l'autre. Dans un second temps, le chirurgien écarte *doucement* et *progressivement* les doigts, les recourbant en crochet pour maintenir le sphincter et l'empêcher d'échapper. Il allonge peu à peu les fibres sphinctériennes, jusqu'à ce qu'il constate qu'elles n'accompagnent plus les doigts ramenés vers le centre du rectum, et maintient un instant l'élongation ultime. Après avoir recommencé à plusieurs reprises l'extension suivant le diamètre coccy-pubien, il répète exactement la même manœuvre pour le diamètre bi-ischiatique, puis pour les diamètres intermédiaires, et la prolonge durant trois ou quatre minutes jusqu'à ce qu'il ait la certitude que la contracture a définitivement cédé. Le sphincter donne alors une sensation spéciale de souplesse, comparable à celle que l'on éprouve en étendant les élastiques d'une bretelle, et à laquelle il est impossible de se tromper.

Quant aux limites jusqu'auxquelles il convient de porter cette dilatation, question vivement controversée à la Société de chirurgie (mai 1849), je dirai avec Lepelletier qu'elles ne peuvent être fixées mathématiquement : c'est précisément à cette sensation de résistance vaincue qu'on s'arrêtera ; et, en général, pour l'obtenir il faut que la pulpe des doigts arrive au contact des plans osseux qui limitent le diamètre transverse.

Dilatation instrumentale. — Au lieu des doigts M. Verneuil se sert du *speculum uteri*. Il introduit d'abord un spéculum de Ricord, armé de son embout, à une profondeur de 6 ou 7 centimètres, puis le retire lentement, en tenant ses valves fortement écartées, et lui imprimant de petits mouvements de latéralité, sorte de massage alternatif des parois du sphincter. Pour peu que la contracture soit prononcée, il introduit ensuite un second ins-

trument de plus gros calibre, le *speculum à développement*
dont on se sert d'ordinaire pour l'ablation des polypes.
Celui-ci agit à la façon d'un cylindre, en augmentant uni-
formément de volume sur toute sa hauteur, et non plus
par le système de bascule propre au spéculum bivalve,
qui représente un cône à sommet inférieur. Pendant cette
manœuvre, on peut exercer une pression avec l'index,
glissé derrière le spéculum, sur la commissure postérieure
de l'anus. Enfin, après avoir retiré le second instrument,
M. Verneuil termine par l'introduction des pouces, pour
s'assurer que la contracture est parfaitement vaincue;
l'opération entière dure 3 minutes au plus. Ajoutons que
M. Verneuil n'attache pas une importance capitale à l'emploi du spéculum à développement; il est persuadé qu'on
peut obtenir une dilatation suffisante avec le spéculum
ordinaire, si on l'a seul à sa disposition, à la condition de
prolonger quelques instants l'écartement des valves.

Il m'est impossible de me prononcer en faveur de l'une
ou de l'autre méthode, les ayant vues réussir toutes deux
également bien, et je laisse le lecteur juge de leurs avantages respectifs.

Pour M. Verneuil, les raisons qui militent en faveur de
la méthode mécanique sont les suivantes.

Si la contracture est violente, et surtout si elle porte en
même temps sur le releveur de l'anus, comme cet habile
chirurgien en a observé quelques cas, les fesses sont étroitement appliquées l'une contre l'autre, et il devient très-
difficile de franchir avec le doigt cette barrière musculaire. Le même inconvénient se produit chez les personnes très-grasses, surtout chez les femmes. Au reste, n'y
eût-il pas ces difficultés d'introduction, les pouces sont
trop courts pour atteindre à coup sûr la limite supérieure

de l'obstacle. Au contraire, avec le spéculum, introduit au degré de profondeur qui convient à l'opérateur, il est certain de porter son action sur les fibres les plus élevées des sphincters et même, s'il y a lieu, sur le releveur de l'anus. En même temps, cette action est plus régulière et plus méthodique.

De leur côté, les partisans de la dilatation digitale, Lepelletier et M. Fontan en particulier, pensent que l'instrument agit sans circonspection et risque de contusionner ou déchirer soit le rectum, soit les paquets variqueux. Par contre avec les doigts, organes intelligents, on peut éviter d'exercer une pression sur les hémorrhoïdes et déployer une force exactement proportionnelle à la résistance à vaincre.

A côté du speculum je dois signaler un instrument en buis, dont l'action est exactement analogue, qui fut proposé par le Dr Worbe en 1849 (*Gaz. des hôpit.* 2 juin 1849) pour le traitement de la sphinctéralgie fissurale. Il est fait sur le modèle des instruments dont on se sert pour élargir les gants; je ne crois pas qu'il soit actuellement employé.

§ 2. — *Mode d'action.*

Que l'on ait opéré avec les doigts ou avec le spéculum, on obtient le même résultat final, une modification spéciale du sphincter qui fait cesser sa contracture. Par quel mécanisme faut-il expliquer ce succès? Est ce par la déchirure ou par l'élongation simple de ses fibres? On peut dire que cette question, qui a beaucoup préoccupé le monde chirurgical au moment de l'apparition de la dilatation forcée, est jugée aujourd'hui.

Le degré de force déployée n'est pas suffisant pour

amener la rupture du sphincter, et **M**. Fontan pense que ceux-là même qui recherchent cette déchirure par les moyens brusques et violents n'y parviennent point.

On peut, d'ailleurs, invoquer comme preuve décisive les phénomènes qui se passent du côté de l'ouverture anale aussitôt après l'opération. L'anus reste quelques instants béant, et la muqueuse rectale vient faire hernie à travers cet orifice infundibuliforme ; mais il ne tarde pas à revenir sur lui-même et reprend bientôt le libre exercice de ses mouvements. Comment donner à cette paralysie momentanée, suivie du retour à l'état normal, une autre interprétation que celle de **M**. Monod? (1) Comment l'expliquer autrement que par une modification subite dans l'état nerveux du muscle qui perd pour quelques instants ses propriétés rétractiles? L'élongation des fibres du sphincter est portée au delà des limites où se produit la rétraction ; et c'est précisément quand cette limite vient d'être franchie que le muscle, restant un moment frpapé de stupeur nerveuse, donne aux doigts la sensation caractéristique dont j'ai parlé.

Le même phénomène s'observerait sur un anneau de caoutchouc que l'on dilaterait après l'avoir chauffé, ou sur un ressort élastique que l'on tirerait par ses extrémités : il arrivera un moment où ils perdront la propriété qu'ils ont de revenir sur eux-mêmes.

Enfin l'absence d'écoulement sanguin, d'ecchymose et de complications inflammatoires du côté de l'anus, et toutes les suites de l'opération, dont nous verrons la constante simplicité, se concilient mal avec l'idée d'une déchirure complète du sphincter, et constituent un dernier argument favorable à la théorie de la simple élongation des fibres sphinctériennes.

(1) Bull. de la Soc. de chir. (séance du 2 mai 1849).

§ 3. — *Suites de l'opération ; accidents.* (1)

Aussitôt après l'opération on note quelquefois l'issue de quelques gouttes de sang, sans qu'il y ait jamais de véritable hémorrhagie. Souvent aussi les gaz intestinaux accumulés, au-dessus de l'obstacle s'échappent avec bruit.

A son réveil, le malade est porté dans son lit, sans pansement ou simplement avec une compresse d'eau fraîche appliquée sur l'anus. S'il éprouve de fortes douleurs contusives, avec sensation de tension et de chaleur au périnée, on les apaise en renouvelant fréquemment les applications froides. Il est rare que ces souffrances vives se prolongent au delà de trois ou quatre heures, et, d'ailleurs, elles ne sont pas constantes. Tout se borne souvent à un sentiment vague de malaise et à une douleur obscure qui n'empêchent pas le malade de dîner et de dormir paisiblement la nuit suivante. Il n'y a pas apparence de fièvre ; le thermomètre ne varie pas de $0°,1$ entre le matin et le soir.

Le jour même de l'opération ou le lendemain, le malade va spontanément à la selle, et constate avec une agréable surprise qu'elle ne détermine ni douleur, ni procidence des hémorroïdes, ni perte sanguine ; tout au plus ressent-il une cuisson légère pendant les premiers instants qui suivent la défécation.

Au bout de deux jours, il se lève quelques heures, et se plaint seulement, pendant qu'il est debout, de pesanteur à l'anus et de lassitude dans les membres inférieurs.

---

(1) Ce paragraphe, consacré aux suites de la dilatation forcée et aux accidents qu'elle peut déterminer, n'est qu'une analyse fidèle des nombreuses observations contenues dans les auteurs et des quelques faits dont j'ai été moi-même témoin.

Les garde-robes continuent à [s'effectuer régulièrement et sans accidents, et, dès le quatrième jour, l'opéré peut reprendre son train de vie et ses occupations journalières.

Telle est la marche des choses dans les cas les plus simples. Il importe pourtant de signaler quelques accidents, légers et passagers, plus ou moins directement imputables à l'opération elle-même.

Sous l'influence des inhalations chloroformiques on note parfois, chez les sujets nerveux, affaiblis ou atteints de troubles dyspeptiques, des *vomissements* répétés, dont on se rend facilement maître avec l'eau de Seltz et la glace. S'il y avait en même temps de fortes douleurs gastralgiques, on aurait recours aux préparations opiacées.

Celles-ci sont aussi utiles contre les *douleurs de ténesme*, si elles se prolongent, et contre l'*agitation nocturne* qui peut s'observer.

Il y a exceptionnellement de la *diarrhée* dans les premiers jours qui suivent l'opération. Par contre, la *constipation* n'est par rare, et il convient, dès qu'on s'en aperçoit, de régulariser les garde-robes par des purgatifs salins. En effet, l'accumulation des matières dans l'ampoule rectale et l'expulsion, à de rares intervalles, d'un bol fécal volumineux et dur, risquent d'irriter la muqueuse ou même d'excorier les paquets variqueux, et de compromettre ainsi la guérison. Le malade est quelquefois tourmenté par une distension gazeuse du tube intestinal, donnant lieu à des *coliques venteuses*, qui cèdent également à l'emploi prolongé des laxatifs.

Chez deux des opérés dont je rapporte l'histoire, l'apparition de *céphalalgies* tenaces a suivi de près la suppression des hémorrhagies rectales. Faut-il voir dans ce fait une simple coïncidence ou bien une sorte de compensation, de fluxion substitutive? Je craindrais, en admettant cette dernière hypothèse, de donner une apparence de raison aux anciennes théories de Stahl (1) et de son école, puis de Montègre (2), sur la congestion salutaire qui entretiendrait et provoquerait même les hémorrhoïdes, véritables réservoirs, où, par une dérivation heureuse, viendrait s'amasser le trop plein du sang, lorsque l'économie est menacée de pléthore. Tout au plus est-il permis de croire, dans certains cas, à une perturbation passagère de la circulation amenant un afflux sanguin vers l'extrémité céphalique jusqu'à ce que l'équilibre se soit rétabli. Mais ces céphalalgies ne sont-elles pas dûes le plus souvent à l'anémie si commune chez les hémorrhoïdaires?

Dans le même ordre d'idées, on a soutenu que la suppression des hémorrhoïdes engendrait des *congestions du foie* (3). Il est vrai que ces deux affections coexistent parfois; mais il est inadmissible qu'elles se substituent l'une à l'autre; du moins n'est-il fait mention, dans aucune des observations que j'ai pu réunir, d'une complication hépatique quelconque à la suite de la dilatation forcée.

Il me reste à signaler deux accidents de peu d'importance, mais qui m'ont paru fréquents et qui, se produisant immédiatement après l'opération, en relèvent sans aucun doute; toutefois il n'est pas rare de les rencontrer dans le cours de l'affection hémorrhoïdale, en dehors de toute intervention active. C'est d'abord un *catarrhe rectal*, révélé par un écoulement muco-purulent assez abondant qui tache le linge et enveloppe le bol fécal; on guérit sans peine au moyen de lavements émollients cette véritable

---

(1) Stahl. Dissertatio de motu sanguinis hœmorrhoïdali et hœmorrhoïdibus externis; Halle, 1698, 1705.

(2) Montègre. Art. *Hémorrhoïdes* du Dict. des sciences méd., 1817.

(3) Portal. Maladies du foie (Dict. en 30 vol., p. 252). ·

leucorrhée anale. On a souvent lieu d'observer aussi une *paralysie momentanée du col de la vessie* qui oblige à pratiquer durant les premiers jours le cathétérisme évacuateur, de la *dysurie*, qui peut aller jusqu'à la strangurie, ou bien simplement un peu de lenteur dans la miction. Les rapports intimes qui existent entre le rectum et l'appareil génito-urinaire suffisent à expliquer cette complication légère, soit qu'il y ait simple irritation de voisinage, soit que la région prostatique ait été directement froissée par les doigts de l'opérateur. On la combat par les suppositoires de glace et la compression sur le périnée.

Disons enfin que MM. Lepelletier et Fontan rapportent chacun un cas d'*ecchymose péri-anale* sans aucune gravité, qui a duré quelques jours à peine. Je crois cet accident extrêmement rare quand la dilatation a été pratiquée avec précaution et lenteur, et je n'en ai observé moi-même qu'un exemple insignifiant. C'est à des manœuvres violentes et intempestives qu'il faut attribuer ces ecchymoses étendues, ces abcès ou même ces phlegmons de la marge de l'anus dont P. Guersant, H. Larrey et d'autres ont noté quelques cas ; ces accidents sont imputables, non à l'opération, mais à l'opérateur.

§ 4. — *Appréciation de ce traitement.*

Quelques chirurgiens, à la vérité, ont attribué toute une série d'accidents redoutables à la dilatation forcée, au moment où elle venait d'être proposée pour le traitement de la fissure à l'anus. En 1849, dans une leçon clinique, Jobert de Lamballe se prononçait contre cette opération, à cause des douleurs vives et des accidents sérieux qui devaient résulter d'une déchirure aussi violente du sphinc-

ter (1) ; et, la même année, Chassaignac, qui s'est montré
peut-être l'adversaire le plus déclaré de cette méthode,
formulait la crainte que sa bénignité apparente ne la fît
accueillir avec empressement par les médecins et les malades, et n'entraînât les plus déplorables conséquences (2).
Persuadé, en effet, qu'on produisait une plaie par déchirure
du sphincter, plus grave que la plaie par incision, Chassaignac s'exprimait ainsi au sein de la Société de Chirurgie : « Quand les opérations par dilatation seront assez
nombreuses, nous verrons si elles ne sont pas suivies
de récidives ; nous compterons les accidents, et j'en pré-
vois une foule à la suite de la dilatation forcée. En ré-
sumé, je ne vois pas de supériorité à cette méthode, et j'y
vois, au contraire, de grandes chances de complications :
les phlegmons, les déchirures des veines, les érysipèles,
la filtration des matières fécales, les hémorrhagies, la
phlébite, etc. » (3).

Ces craintes imaginaires, résultant de théories fausses,
n'ont point été justifiées jusqu'ici, et les préventions ont
dû céder devant l'évidence des faits.

Si cependant on doutait encore de la supériorité de la
dilatation forcée, en tant que méthode opératoire, dans son
application spéciale aux hémorrhoïdes, je me bornerais à
rappeler au lecteur, comme contre-partie du tableau très-
simple de l'opération et de ses suites, celui des complications multiples auxquelles exposent tous les autres
traitements chirurgicaux successivement préconisés contre
cette affection.

Sans doute, plusieurs de ces procédés ont donné d'excellents résultats ; mais en est-il aucun qui mette, d'une

(1) Leçon clinique (Hôtel-Dieu, 27 juillet 1849).
(2) Leçon clinique faite à l'hôpital Saint-Antoine (Gaz. Hop. du 16 août 1849).
(3) Bull. Soc. chirurg., 1849. T. I, p. 230.

façon absolue, à l'abri des hémorrhagies, des phlegmons,
d e l'infiltration stercorale, de la phlébite, du rétrécisse··
ment du rectu n, pour ne parler que des accidents les plus
graves? Et, en admettant que les suites de l'opération
soient réduites à leur plus grande simplicité, peut-on
opposer à la dilatation forcée une autre méthode qui ne
produise ni fièvre, ni réaction inflammatoire, et permette
à l'opéré de quitter définitivement son lit au quatrième
jour?

Opération d'une extrême simplicité, et de très-courte
durée, ne nécessitant aucun appareil instrumental, ou
tout au plus un spéculum bivalve; suites toujours béni-
gnes : voilà d'incontestables avantages offerts par la
dilatation forcée et de sérieux motifs pour lui accorder la
préféren ce. Mais la question présente une autre face qu'il
importe de ne point laisser dans l'ombre. En effet, comme
le fait souvent remarquer M. Verneuil dans ses leçons
cliniques, toute opération doit être envisagée au double
point de vue du succès opératoire proprement dit et du
succès thérapeutique. Je viens de parler de la valeur
intrinsèque de la dilatation forcée; il convient d'examiner
maintenant quels sont ses résultats définitifs dans l'affection hémorrhoïdale.

Résultats définitifs. — Parmi les accidents que j'ai essayé
de décrire au chapitre précédent, trois symptômes capi-
taux se dégagent : douleur dépendant du sphincter contracturé ou des hémorrhoïdes elles-mêmes; — procidence
du paquet variqueux, fréquemment suivie d'étranglement
et même d'irréductibilité; — hémorrhagies. Or il suffit
de jeter un coup d'œil sur mes observations pour voir
que deux de ces accidents sont invariablement et immédiatement supprimés par la dilatation forcée, qu'ils

existent séparément ou qu'ils se trouvent réunis sur le même sujet : je veux parler de l'écoulement sanguin et des douleurs.

La cessation de la contracture musculaire explique à elle seule ce double résultat. En effet la distension supprime la ligature vivante qui, placée à la base des tumeurs hémorrhoïdales, produisait leur étranglement, leur turgescence par stase sanguine, et enfin l'hémorrhagie par distension exagérée et rupture de quelques-unes d'entre elles.

De même pour les crises douloureuses auxquelles donnaient lieu les tumeurs étranglées et irréductibles, elles n'ont plus leur raison d'être, puisque l'agent constricteur n'existe plus. La disparition des souffrances qui pouvaient dépendre du sphincter lui-même (sphinctéralgie) et se manifestaient pendant la défécation lente et laborieuse, est d'une interprétation plus simple encore : l'anneau distendu n'oppose plus d'obstacle au passage des matières stercorales, et réciproquement, celles-ci n'exaltent plus par leur contact la sensibilité du sphincter.

Quant à la procidence survenant au moment des garde-robes, elle constitue sans contredit le symptôme le plus rebelle : parmi les opérés dont je rapporte l'histoire, les uns ont constaté durant plusieurs jours après l'opération l'issue de tumeurs plus ou moins volumineuses et cet accident n'a cédé qu'à l'emploi d'applications et de lavements froids; les autres conservaient un certain degré de procidence quand ils ont cessé d'être suivis. M. Fontan a fait la même observation sur ses malades, sans y attacher du reste une grande importance : « ce n'est là, dit-il, qu'une incommodité tolérable et passagère qui diminue de jour en jour. » Au lieu des manœuvres longues, pénibles, et souvent infructueuses qu'elle nécessitait autrefois, un léger taxis après chaque selle suffit toujours à y remédier.

Au surplus, la persistance de ce petit inconvénient n'a pas lieu de nous étonner : en effet, s'il est vrai qu'une des principales causes de la procidence, la pression prolongée sur les hémorrhoïdes internes d'un bol fécal dur et volumineux ait disparu, il ne faut pas oublier, d'autre part, que l'opération a élargi la voie par laquelle ces tumeurs viennent faire issue au dehors. Par la dilatation forcée on a modifié les conditions de fonctionnement du shpincter, et il est possible qu'il mette plus de temps chez certains sujets que chez d'autres à retrouver sa tonicité : or, n'est-il pas naturel, tant que ce muscle n'a pas repris sa forme et son activité normales, que la muqueuse si mobile de l'extrémité inférieure du rectum fasse hernie à travers l'orifice anal, et entraîne avec elle le paquet variqueux ?

Nous l'avons vu, la dilatation forcée supprime les principaux accidents des hémorrhoïdes. Mais il faut aller plus loin, et rechercher maintenant quelle est son action sur les varices rectales elles-mêmes.

Si la procidence persiste, pas de doute possible : les hémorrhoïdes restent ce qu'elles étaient auparavant ; par l'opération on n'a remédié qu'à l'étranglement et à ses fâcheuses conséquences.

Au contraire, si la procidence cesse comme les autres accidents, on a lieu de supposer que les varices elles-mêmes ont disparu. En effet, l'action directe exercée par la dilatation sur les hémorrhoïdes peut s'expliquer d'une manière plausible, et par un certain degré de distension que les anneaux musculaires des parois rectales auraient subie en même temps que le sphincter, et par le rétablissement des voies anastomotiques trés-fines qui font communiquer, à travers le sphincter, les veines hémorrhoïdales internes et externes. N'est-il pas rationnel d'admettre que, grâce à cette double voie d'écoulement qui lui est ouverte, le sang du système porte cesse de séjourner dans les branches d'origine des hémorrhoïdales supérieures et que, par suite, les tumeurs variqueuses s'affaissent? Ajoutons toutefois que si la guérison est probable, il est difficile d'en avoir la certitude. On sait, en effet, que les hémorrhoïdes internes ne peuvent être constatées que lorsqu'elles viennent faire saillie à la marge de l'anus ; tant qu'elles restent réduites, elles ne forment pas, à proprement parler, de tumeurs et se dérobent absolument à l'exploration.

A vrai dire, cette distinction entre la cure apparente et la cure réelle des hémorrhoïdes, entre leur disparition complète et leur passage à l'état indifférent, me paraît quelque peu subtile. L'état anatomique des parties ne constitue pas ici l'affaire importante; c'est du point de vue clinique que doit se préoccuper le médecin. Or quel praticien se refuserait à considérer comme guérie une affection qui ne se manifeste plus par aucun symptôme pathologique, et pour laquelle le malade ne songe plus à consulter? Pour moi, je me range à l'avis de M. Gosselin, lorsqu'il dit dans ses *Leçons sur les Hémorrhoïdes* : « J'entends par guérison, non pas une disparition entière et absolue des hémorrhoïdes, mais la cessation des accidents ou symptômes fonctionnels qu'elles occasionnent. Peu importe, en effet, que les tumeurs variqueuses persistent, pourvu que le malade n'ait plus les hémorrhagies qui l'épuisent ou les douleurs qui le fatiguent et l'attristent (1). »

(1) Gosselin, *loc. cit.*, p. 127

Cliniquement, on obtient donc la guérison de l'affection hémorrhoïdale par la distension forcée, et cela presque à coup sûr. J'ai dressé, en effet, le relevé de toutes les opérations de dilatation, appliquée à des hémorrhoïdaires, parvenues à ma connaissance, et je déclare que je n'ai pas eu un seul échec positif à enregistrer. — Dans ces 27 observations, réparties entre MM. Boinet, Fontan, Gillette, R. Halmagrand, Ch. Monod, Panas, Polaillon, M. Sée, Terrillon et Verneuil (auxquelles il me serait peut-être permis d'ajouter les 4 cas de M. Maisonneuve, rapportés par Lepelletier, malgré ses indications vagues sur le résultat final), on voit les accidents multiples des hémorrhoïdes supprimés à la suite de l'opération. — Je néglige, il est vrai, la légère procidence au moment de la défécation dont j'ai signalé la persistance chez deux ou trois malades ; mais l'atténuation progressive qu'elle avait déjà présentée quand ils ont quitté l'hopital ne permet-elle pas de conclure à sa suppression ultérieure? — La seule restriction que je doive faire a trait à un phthisique au deuxième degré, opéré par M. Verneuil : et encore la dilatation forcée, si elle ne paraît pas avoir remédié chez lui au prolapsus du paquet variqueux, a-t-elle eu le sérieux avantage de prolonger l'existence du malade en arrêtant des hémorrhagies quotidiennes dont la persistance eût certainement précipité le terme fatal (1).

____

(1) Ce travail était déjà à l'impression, lorsque quatre cas nouveaux sont parvenus à ma connaissance ; ils se sont présentés, ces tout derniers jours, dans le service ou la clientèle de MM. Panas et Verneuil. Chez ces quatre malades, les résultats immédiats de la dilatation forcée ont été excellents ; mais ces opérations sont encore trop récentes pour qu'il soit permis de porter sur elles un jugement définitif et de les comprendre dans une statistique favorable à ce mode de traitement.

Récidives. — Mais ce n'est pas tout encore. Cette guérison démontrée par les faits, que vaut-elle? combien
de temps se maintient-elle? quelle est sa solidité ? En
d'autres termes, la dilatation, qui guérit incontestablement
la crise hémorrhoïdale actuelle, met-elle à l'abri des récidives? Içi l'affirmation n'est plus permise ; on peut for-
muler des espérances, indiquer des probabilités ; mais on
ne sera autorisé à répondre en connaissance de cause
qu'après quelques années de patiente attention, lorsque les
faits se seront multipliés et que la méthode aura vieilli.
— En effet, dans la plupart des observations que j'ai sous
les yeux (et c'est là l'inconvénieut nécessaire de la clientèle
flottante des hôpitaux), le malade a été perdu de vue dix,
quinze jours, un mois au plus après l'opération. D'autres
fois, on a eu la bonne fortune de revoir les opérés
au bout de quelques mois, et l'on a constaté qu'ils
étaient en parfait état; mais cela suffit-il pour affirmer
la guérison radicale, alors qu'on sait à quelle longue
échéance apparaît parfois la récidive? — Comme je
le disais cependant, un petit nombre de faits caracté-
ristiques portant sur une observation de plusieurs années,
le premier cas de M. Verneuil, deux autres de M. Boinet, celui de M. Fontan lui-même, permettent de regar-
der comme probable la guérison définitive, et d'espérer
qu'elle deviendra la règle. Sans doute, l'on rencon-
trera dans la pratique des exceptions à cette règle générale ; mais ce ne sera point là un motif de condamner la
dilatation forcée comme infidèle et de la délaisser : tout
au contraire, si l'on voit reparaître la contracture avec ses
fâcheuses conséquences, on devra, ce me semble, profiter
de ce que l'opération est simple et bénigne pour la
pratiquer de nouveau. — MM. Fontan, Maisonneuve,
Verneuil adoptent sans difficulté l'idée d'une seconde

application de la dilatation forcée en cas de récidive ; M. Maisonneuve a même eu l'occasion d'y recourir plusieurs fois, surtout, il est vrai, pour des cas de fissure anale.

§ 5. — *Adjuvants*.

Je n'ai examiné jusqu'ici que les résultats locaux de l'opération, parce qu'ils rentrent seuls d'une façon directe dans mon sujet : mais on conçoit aussi tout le bénéfice que l'opéré retire de la dilatation forcée au point de vue de sa santé générale, et l'influence morale excellente qui en résulte pour lui. Les symptômes anémiques et dyspeptiques, en particulier, subissent une amélioration rapide, et, comme conséquence, le malade secoue son hypochondrie, reprend courage et se rattache à l'existence. Il est d'ailleurs indiqué, dans bien des circonstances, d'ajouter aux bienfaits de l'opération le secours d'une médication tonique et reconstituante. C'est alors qu'on se trouvera très-bien de prescrire les préparations ferrugineuses, l'arsenic, le quinquina, tandis que tous ces remèdes, donnés longtemps et à hautes doses, ne produisaient aucun résultat, ou n'étaient pas même supportés, avant qu'on se fût adressé à la véritable cause du mal.

M. Verneuil insiste sur l'importance de l'*hydrothérapie* comme adjuvant de la dilatation forcée, pour les hémorrhoïdaires, et cela dans deux conditions spéciales : quand il existe une complication hépatique, et dans ce cas M. Verneuil fait précéder l'opération du traitement hydrothérapique ; — quand des hémorrhagies abondantes et répétées ont jeté le malade dans un état d'anémie voisin du marasme.

On doit donner la douche en jet; elle portera sur tout le corps, et principalement sur les régions lombaire, hépatique et splénique, en commençant par les pieds; au début sa durée ne dépassera pas 20 secondes; on pourra la prolonger progressivement jusqu'à une minute, jamais au-delà. Les douches seront quotidiennes, et on les continuera 10, 25, 30 jours, ou plus longtemps, si la chose est possible.

M. Verneuil a observé trois cas, qui sont relatés dans le mémoire déjà cité de M. Duret, dans lesquels une hypertrophie considérable du foie, ayant coïncidé avec l'apparition d'hémorrhoïdes, céda parallèlement à cette dernière affection, sous l'influence d'un traitement hydrothérapique.

On peut voir aussi, dans ma onzième observation, l'heureuse influence des douches froides sur cette profonde anémie, produite par diminution de la masse sanguine, qu'on a justement nommée « cachexie hémorrhoïdaire. » Il s'agit d'un homme qui était arrivé à l'hôpital dans un état d'épuisement complet, la face livide, les lèvres décolorées, presque moribond, à la suite d'hémorrhagies abondantes, et qui a quitté le service, cinq semaines après, dans des conditions de santé satisfaisantes, débarrassé de ses hémorrhoïdes par un mécanisme sur lequel j'insisterai plus loin, et revivifié par une cure d'hydrothérapie. La thèse de M. Cristofari contient un cas analogue.

En outre, l'eau froide, sous forme de douches ascendantes à faible pression ou de lotions, est utile pour accélérer la guérison des hémorrhoïdes elles-mêmes, et pourrait être prescrite avec avantage chaque fois qu'il reste après la dilatation forcée quelques légers accidents, tels que procidence, sensation de pesanteur ou de cuisson à l'anus, etc.

Je n'en dirai pas autant des lavements froids ; ils ont souvent une fâcheuse influence sur les hémorrhoïdes, soit qu'ils irritent la muqueuse par leur répétition, soit que la canule maladroitement dirigée aille léser une tumeur variqueuse. L'observation VI en offre un remarquable exemple, et M. Panas a eu plusieurs fois l'occasion de constater l'inconvénient des lavements à la suite de la dilation forcée. Au reste, la plupart des auteurs mentionnent l'abus des lavements parmi les causes prédisposantes des hémorrhoïdes.

Les médecins des deux derniers siècles s'étaient parfaitement rendu compte des bons effets de l'eau froide dans cette affection, et ce mode de traitement est recommandé dans plusieurs de leurs écrits. Je citerai spécialement Floyer (1), Hoffmann (2), Smith (3), Lombard (4), Grimaud (5), Pomme (6), Guersant (7), qui considère les affusions froides comme « un modificateur à la fois tonique et sédatif agissant par le froid et la percussion, et qui les proclame un moyen héroïque contre les contractures musculaires et l'étisie. » Enfin M. Fleury, dans son remarquable ouvrage sur l'hydrothéraphie (8), consa-

---

(1) Inquiry into the right use of the hot, cold and temperate baths in England. London, 1697.

(2) Hoffmann. De aqua medicina universali. Halœ, 1712.

(3) Smith. Traité des vertus médicinales de l'eau commune, traduct. française. Paris, 1730.

(4) Lombard. Opuscules de chirurgie. Strasbourg, 1786, p. 174.

(5) Grimaud. Cours complet des fièvres. T. II, p. 407. Montpellier, 1791.

(6) Pomme. Traité des affections vaporeuses, 6e édit. Paris, an VI.

(7) Guersant. Dict. de méd., t. I. Art, Affusions, 1832.

(8) Fleury. Traité thérapeutique et clinique d'hydrothérapie, 4e édition, Paris, 1875.

cre au traitement de la congestion du foie par les douches froides un long chapitre, dans lequel il signale la coïncidence possible d'hémorrhoïdes ; toutefois il ajoute que, d'après sa propre expérience, ces deux affections se compliquent bien moins souvent que ne l'avaient pensé les anciens auteurs.

§ 6. — *Indications et contre-indications.*

J'ai dit que la dilatation forcée constituait le traitement le plus général des hémorrhoïdes. Il ne conviendrait pourtant pas de l'employer sans discernement chez tous les hémorrhoïdaires: je pense qu'on doit établir certaines réserves, fondées sur le *siége,* le *volume,* l'*aspect actuel des varices rectales,* et sur l'*état du sphincter.*

Contre.indications. — 1° Les hémorrhoïdes externes, exclusivement muqueuses ou muqueuses et cutanées, ne me semblent pas directement justiciables de ce mode de traitement. Les notions anatomiques nous ont montré, en effet, que le spasme de l'appareil musculaire ano-rectal ne joue pas un rôle évident dans leur pathogénie ; et de plus, lorsqu'elles existent isolément, elles cèdent d'ordinaire aux moyens palliatifs, aux soins hygiéniques et aux lotions émollientes.

Cette opinion paraît être en désaccord complet avec l'avis de M. Fontan, qui, à en juger par la plupart des observations de son mémoire, considère l'opération de la dilatation forcée comme spécialement applicable aux « hémorrhoïdes externes. » Mais il est difficile de discerner au juste ce que M. Fontan entend par cette dénomination : il n'est fait aucune allusion dans son travail à la division si tranchée de M. Gosselin en hémorrhoïdes *internes* et *externes*, et de cette lacune résulte une certaine confusion dans l'esprit du lecteur. J'ajoute que, dans la majorité de ses observations, il mentionne un écoulement sanguin dont l'abondance n'est guère conciliable avec l'idée d'hémorrhoïdes excluxivement externes. Il me paraît donc très-probable que M. Fontan a eu affaire le plus souvent aux deux variétés d'hémorrhoïdes coexistant sur le même sujet, et que la dilatation forcée, en amenant la guérison des tumeurs internes, a exercé indirectement une action salutaire sur le bourrelet hémorrhoïdal. En effet, pour M. Gosselin, qui admet comme presque constante cette coexistence des varices internes et externes, la turgescence douloureuse de ces dernières est due surtout au contact irritant du paquet hémorrhoïdal procident, et disparaît, par conséquent, aussitôt qu'on remédie aux accidents liés aux tumeurs internes. Ces quelques explications étaient indispensables pour établir dans quelles limites et à quelles conditions les hémorrhoïdes externes peuvent bénéficier de la dilatation forcée du sphincter.

2° L'opération n'est pas indiquée non plus dans tous les cas d'hémorrhoïdes internes. Lorsque celles-ci ne sortent jamais, ne provoquent pas de douleurs et ne se trahissent que par l'écoulement de quelques gouttes de sang au moment de la défécation, on se bornera encore aux moyens médicaux, en tête desquels il convient de placer l'usage prolongé des laxatifs et un régime rafraîchissant.

3° Si l'on a affaire, à des tumeurs fort anciennes, nombreuses et volumineuses, constamment procidentes, les chances de réussite de la dilatation forcée me paraissent médiocres ; souvent même elle devra être proscrite.

En effet, ces cas s'accompagnent d'ordinaire d'un prolapsus considérable de la muqueuse rectale, et, en outre, il

n'est pas rare de rencontrer, au lieu d'une tonicité exagérée, un certain degré de relâchement du sphincter
anal; l'affection, ne se compliquant alors ni d'hémorrhagies ni de douleurs vives, peut rentrer dans la catégorie
des cas simples. Si cependant la procidence permanente
déterminait une gêne fonctionnelle assez grande pour né-
cessiter une intervention chirurgicale, il serait peut-être
préférable de s'adresser à l'ignipuncture ou à la galvano-
caustie qui a déjà donné à M. Verneuil un nombre considérable de résultats satisfaisants.

4° D'une façon plus générale, on peut dire que la dilatation forcée sera contre-indiquée toutes les fois qu'on
constatera l'absence complète de contracture du sphineter,
puisque l'opération repose exclusivement sur l'existence
de cette contracture, source des principaux accidents;
mais je dois ajouter que le nombre de ces cas est extra-
ordinairement restreint.

5° D'autres fois, les hémorrhoïdes internes anciennes ont
subi des modification trop profondes pour qu'il soit permis
de compter sur la dilatation forcée comme moyen thérapeutique radical. En effet, lorsqu'on est en présence de
tumeurs érectiles ou caverneuses renfermant du tissu fibreux de nouvelle formation, on pourra, il est vrai, com-
mencer par dilater le sphincter pour faire cesser les accidents d'étranglement et se donner du jour, mais il sera
indispensable de diriger ensuite un traitement chirurgical contre les hémorrhoïdes elles-mêmes.

J'en dirai autant de ces cas d'hémorrhoïdes anciennes,
recouvertes d'ulcérations anfractueuses, d'aspect douteux,
pouvant parfois être le point de départ de productions épi-
théliomateuses: ici encore la dilatation ne sera que le
premier temps d'une opération d'exérèse ou de destruction
sur place.

Un fait de cet ordre s'est offert dernièrement dans le service de M. Panas.

Il s'agissait d'une femme depuis longtemps hémorrhoïdaire, qui présentait, au niveau de tumeurs variqueuses multiples, une ulcération profonde, ayant le diamètre d'une pièce de un franc, et située sur la paroi postérieure, du rectum, à 4 centimètres environ de la marge de l'anus. Après avoir pratiqué la dilatation forcée du sphincter, M. Panas enleva, au moyen de l'anse galvanique, toute la zône ulcérée avec une portion de la paroi rectale sous-jacente. Les suites de l'opération furent très-simples et la malade sortit quelques semaines après en bon état. M. Panas croyait avoir affaire à un épithélioma; mais l'examen histologique, fait au Collége de France, ne permit de découvrir dans cette tumeur aucun élément néoplasique, elle offrait la stucture ordinaire des hémor· rhoïdes anciennes. M. Panas pense que ces ulcérations chroniques des hémorrhoïdes doivent être rapprochées des ulcères variqueux observés aux membres inférieurs; il estime qu'il y aurait là tout au moins matière à d'intéressantes recherches.

6° Enfin une des contre-indications les plus nettes de la dilatation forcée (et cette question a été agitée et résolue dans ce sens au sein de la Société de chirurgie), consiste dans l'état inflammatoire des hémorrhoïdes.

Est-on appelé auprès d'un malade qui, pendant une crise hémorrhoïdale, a vu survenir des accidents d'étranglement et d'irréductibilité, suivis de phlébite? il convient de s'en tenir à l'expectation. On prescrira simplement des bains et des lotions émollientes sur le paquet enflammé, et l'on attendra que le sphacèle se produise.

Malgré quelques exemples heureux d'opérations pratiquées à ce moment, comme le cas cité par M. Gillette à la

Société de chirurgie, les chances de complications graves
sont trop nombreuses pour qu'il soit prudent de s'y ris-
quer; et, d'autre part, on a observé souvent une guérison
spontanée des hémorrhoïdes à la suite de leur élimination
partielle par gangrène. Cette guérison est due tantôt à
l'oblitération des vaisseaux consécutive à l'inflammation,
tantôt aux adhérences qui s'établissent, une fois le prolapsus réduit, entre la face profonde de la muqueuse rectale et le plan musculaire sous-jacent : M. Verneuil a parfaitement pu constater ce dernier mode de guérison, par
soudure des tuniques musculaire et muqueuse, chez
le malade qui fait le sujet de ma onzième observation.

En somme, dangers réels auxquels exposerait l'opération ; cure spontanée possible : voilà deux motifs péremp-
toires, me semble-t-il, pour ajourner la dilatation forcée
dans ces cas.

Indications. — Quant aux indications de la dilatation
forcée, je n'ai qu'un mot à en dire. En effet, énumérer
les cas dans lesquels elle doit être bannie, c'est signaler
implicitement ceux où il convient de l'appliquer. Je veux
pourtant insister sur son indication la plus formelle, la
plus précise, l'existence d'hémorrhagïes abondantes. C'est
contre ce redoutable accident que la dilatation a fait ses
preuves, et comme méthode opératoire, puisqu'elle n'ex-
pose à aucune des complications fâcheuses dont il est ur-
gent d'épargner l'éventualité à des individus faibles et
anémiés, et comme moyen thérapeutique, puisqu'elle supprime sur le champ l'écoulement sanguin.

Cet écoulement serait-il minime, il ne faut pas hésiter
à recourir à la dilatation lorsqu'il dure depuis longtemps, se produisant à chaque défécation et s'accompagnant de douleurs vives, surtout chez les sujets nerveux

et tout spécialement chez les femmes, pour qui les règles pourraient être considérées comme constituant déjà un motif d'épuisement. Je dirai même que, dans des cas sans gravité, il n'y a pas lieu de refuser l'opération chaque fois qu'elle est réclamée par le malade.

Mais le triomphe de la méthode consiste dans ces cas de cachexie hémorrhoïdaire, rapidement produite par des flux sanguins quotidiens, parfois énormes. Le teint blafard, les jeux excavés, la respiration haletante, la pâleur des téguments, l'émaciation extrême, enfin le complet affaissement physique et moral font croire à une fin prochaine. Au moyen d'une opération simple et absolument inoffensive ces malades vont être guéris : on dilate le sphincter contracturé, « véritable anneau enchanteur », et aussitôt cessent les hémorrhagies, et avec elles tout le cortège de symptômes menaçants qui en dépendent.

Chez ces sujets, arrivés à la dernière période de l'hecticité, la dilatation forcée constitue donc un traitement réellement héroïque; elle équivaut presque à une transfusion sanguine et produit une véritable résurrection. Elle n'est pas contre-indiquée chez les diathésiques eux-mêmes ; en effet, l'opération est trop bénigne pour avoir aucun retentissement fâcheux sur leur état général, et, par contre, fussent-ils voués à une mort certaine, elle en retarde le terme en supprimant une puissante cause d'affaiblissement.

CHAPITRE IV

J'aurais sans doute pu réunir ici le nombre relativement restreint d'observations qui ont été publiées sur le traitement des hémorrhoïdes par la dilatation forcée du sphincter anal. Mais cette compilation eût dépassé les limites dans lesquelles compte se maintenir ce travail; je me contente donc de rapporter quelques cas inédits (dont six observations personnelles), qu'il sera facile de rapprocher des faits consignés dans le mémoire de M. Fontan et dans les thèses de Lepelletier et Cristofari.

J'ai pourtant emprunté aux auteurs deux observations destinées à montrer la préoccupation que les chirurgiens ont eue quelquefois de la contracture du sphincter dans l'affection hémorrhoïdale, avant que la dilatation forcée n'eût été proposée comme méthode unique de traitement.

Suivent huit observations d'hémorrhoïdaires soumis avec succès à cette opération; dans l'une d'elles il y avait complication de fistule.

Enfin la onzième observation m'a paru intéressante au double point de vue de la guérison spontanée des hémorrhoïdes à la suite d'une crise d'étranglement terminée par sphacèle, et des excellents effets de l'hydrothérapie sur une anémie très-prononcée.

Obs. I (Mémoire de Demarquay sur le traitement des hémorrhoïdes, Gazette médicale, 1860, p. 636). — Tumeur hémorrhoïdale; contraction spasmodique du sphincter; gangrène superficielle; ténotomie. Guérison.

Le 6 octobre 1852 est entré à l'Hôtel-Dieu, salle saint Jean, n° 16, le nommé Wampach (Mathias), âgé de 36 ans, de bonne constitution ; tempérament sanguin.

Depuis six mois, le malade s'est aperçu qu'il avait à la marge de l'anus une tumeur du volume d'une petite noisette, non douloureuse. Elle sortait de l'anus quand le malade faisait des efforts pour aller à la selle, et rentrait presque aussitôt après la défécation qui n'était pas douloureuse ; jamais de sang dans les selles.

Le lundi 4 octobre, la tumeur sortit de nouveau, et avec elle, cette fois, une portion de la muqueuse rectale. Il ne fit aucune tentative pour la réduire, et continua de vaquer à ses occupations. Le mardi, après quelques efforts inutiles de réduction, il ne s'en occupa plus : il n'éprouvait pas de douleur, mais seulement quelque gêne en marchant.

Le mercredi 6, il entra à l'Hôtel-Dieu, et voici ce que l'on put constater :

A la marge de l'anus, un bourrelet circulaire, haut de $0^m,015$ environ, rouge vineux, lisse, à plis rayonnés dans les trois quarts de sa circonférence, et donnant dans ces mêmes points la sensation d'une demi-fluctuation. Il présentait, en arrière et à gauche, un point plus saillant, dur, inégal, bosselé et sphacélé à sa surface. C'était évidemment là la tumeur hémorrhoïdale que le malade portait depuis six mois, tandis que, dans les trois quarts de la circonférence, ce n'était autre chose que la muqueuse rectale, herniée et enflammée par la constriction violente des fibres du sphincter, constriction dont on pouvait se rendre compte par le toucher rectal.

Du reste, absence de douleurs vives et seulement gêne pendant la marche et la station assise.

Le jeudi 7, M. Demarquay pratiqua la section sous-cutanée des fibres du sphincter ; le soir même la tumeur était moins tendue, et son volume avait déjà diminué.

Le 8, la tension est presque nulle sur les trois quarts de la circonférence ; les parties sphacélées sont éliminées ; la tumeur a diminué de moitié.

Le 9, le bourrelet est flasque partout ; en plusieurs points il a presque disparu.

Le 10, il ne reste plus qu'une petite tumeur mollasse, rougeâtre, ridée, en arrière et à gauche.

Le 12, on ne trouve plus de traces de l'affection qui a amené le malade à l'Hôtel-Dieu, et il sort guéri.

Obs. II (Thèse de Lartisien, 1873). — Hémorrhoïdes internes avec contracture douloureuse du sphincter ; dilatation forcée et cautérisation interstitielle. Guérison.

Blaise P..., âgé de 33 ans, garçon de cuisine, d'une bonne constitution, jouit d'une santé satisfaisante ; il se présente à l'hôpital en disant que depuis longtemps il souffre d'hémorrhoïdes. Elles ne sortent que rarement, après de longues marches, ou de violents efforts de défécation. Elles ne saignent pas ou très-peu ; mais ce qui tourmente le plus le malade, ce sont de continuelles épreintes ; il est obligé de se présenter vingt fois par jour à la garde robe pour satisfaire à ces envies illusoires. Le toucher rectal permet de confirmer le diagnostic ; on sent, dès qu'on a franchi le sphincter *qui est fortement contracturé*, de petites tumeurs molles, dépressibles, ayant tous les caractères des hémorrhoïdes internes.

Le lendemain, M. Verneuil ayant invité le malade à pousser comme s'il voulait aller à la selle, on peut voir ses hémorrhoïdes sorties. Elles sont multiples, bien séparées les unes des autres et pas très-volumineuses. Elles ne présentent aucune ulcération.

L'opération est décidée ; on la pratique le 19 mars 1873.

Le malade ayant été soumis à l'anesthésie chloroformique et couché sur le côté, les jambes fléchies, M. Verneuil *commença par faire la dilatation forcée du sphincter anal au moyen du spéculum bivalve ; manœuvre qui a surtout pour but de remédier à la contracture des sphincters.* Ensuite il attira au dehors les bourrelets hémorrhoïdaux, et fit avec le galvano-cautère, chauffé au rouge sombre, une douzaine de cautérisations plus ou moins profondes au centre des bosselures variqueuses. Il s'écoula à peine deux ou trois gouttes de sang. L'opération dura six minutes en tout. — Compresses d'eau froide fréquemment renouvelées, pour tout pansement.

Le lendemain l'apparition de la fièvre, avec turgescence douloureuse des hémorrhoïdes, annonça le développement de la phlébite curative.

21 mars. Le mouvement fébrile est plus accentué, le thermomètre marque 38°5 ; les hémorrhoïdes présentent un double bourrelet violacé, en dedans duquel on voit de petites eschares noires ou grisâtres.

Le 22 et le 23, même état.

Le 24, les symptômes inflammatoires ont disparu ; les eschares sont en voie d'élimination, autour d'elles la muqueuse est toujours tuméfiée et œdématiée. Le malade a bon appétit et dort bien.

A partir de ce jour le gonflement diminue peu à peu ; les eschares achèvent de s'éliminer et laissent à leur place des plaies bourgeonnantes, séparées par des ponts de muqueuse saine, laissée intacte pour s'opposer au rétrécissement.

8 avril. Les deux bourrelets marginaux sont réduits à un très-petit volume. La cicatrisation est complète, le malade ne souffre même plus pour aller à la selle.

Le 15, c'est-à-dire moins d'un mois après l'opération, le malade sort complétement guéri.

OBS. III (Communiquée par mon ami le Dʳ Halmagrand, de Meung-sur-Loire). — Hémorrhoïdes externes et internes ; fissure à l'anus. Guérison par la dilatation forcée.

Le 5 février 1877, j'étais appelé par un vigneron, Ollivier Q..., âgé de 41 ans, demeurant à Baulette (Loiret) ; il souffrait depuis huit jours de douleurs intolérables à l'anus.

Je trouvai un malade très-agité, en proie à une fièvre assez vive, se plaignant d'un ténesme tel qu'il jetait les hauts cris et n'avait pas osé aller à la garde robe depuis six jours. — J'examinai l'anus et je trouvai le sphincter fortement contracturé. En écartant avec précaution les replis de la muqueuse, je découvris, à la commissure postérieure, une petite fissure, et de plus, sur le pourtour de l'anus, des hémorrhoïdes externes, peu volumineuses il est vrai, mais d'une teinte violacée, turgescentes, douloureuses au toucher. Au prix d'atroces souffrances, je parvins à introduire le doigt dans le rectum, et je sentis, à une hauteur de 3 centimètres environ, sur les parois postérieures et latérales, des tumeurs multiples, non pédiculées et séparées par des sillons très-appréciables. L'une d'elles avait presque la grosseur d'un œuf de pigeon. Leur surface légèrement bosselée donnait au doigt la sensation à la fois rénitente et souple, propre aux hémorrhoïdes internes.

Leur apparition devait remonter à plusieurs années. Le malade me dit, en effet, que depuis longtemps il avait de légers écoulements de sang survenant à des époques irrégulières. Il y a dix mois, à la suite de douleurs vives et d'un flux sanguin considérable, il avait eu pendant quelques semaines un écoulement muqueux ou muco-purulent pour lequel il s'était fait traiter.

De mon interrogatoire et de mon examen je conclus que les accidents actuels étaient déterminés par la constriction spasmodique du sphincter, liée à l'existence des anciennes varices rectales ou bien de la fissure plus récente. — Je proposai d'y remédier séance tenante par la dilatation forcée ; mais le malade ne voulut point s'y résigner d'abord, et je dus me borner à un traitement palliatif : bains de siège toutes les trois heures, suppositoire belladoné le soir ; rhubarbe au commencement des deux prin cipaux repas.

Cependant, après une amélioration passagère, ses douleurs reparurent avec tant d'intensité, accrues encore par des efforts impuissants pour aller à la selle, qu'il finit par demander lui-même l'opération. Je la pratiquai le 11 février, avec l'aide de mon ami, le Dr Dubain de Beaugency, suivant la méthode de Maisonneuve.

Après avoir chloroformisé le malade, j'introduisis mes deux pouces dans le rectum, et, prenant un point d'appui sur les fesses, je dilatai lentement le sphincter suivant ses différents diamètres, jusqu'à l'amener au contact des tubérosités ischiatiques. Une petite quantité de sang s'écoula aussitôt après l'opération.

Le soir, je retournai voir le malade. Il avait pu aller à la garde robe sans beaucoup de souffrance, et il se sentait déjà très-soulagé. Il n'éprouvait plus qu'un peu de cuisson et de temps en temps quelques douleurs ancinantes. Je fis cesser les suppositoires et continuer les bains de siége, avec application de cataplasmes enduits de pommade belladonée sur le périnée.

Les jours suivants l'amélioration s'accentua davantage, et, dès le 14, le malade put rester levé toute la journée. Le 19 février, il retournait travailler à ses vignes.

Je l'examinai ce jour là, et je trouvai la fissure cicatrisée, les bourrelets hémorrhoïdaux externes flasques, indolents, ne se distinguant guère de la muqueuse anale. Par le toucher je ne sentis que quelques replis muqueux mobiles, au lieu des tumeurs dures et volumineuses constatées quelques jours auparavant. La contracture avait cessé ; la défécation était normale, quotidienne, et s'effectuait sans douleur. — Je conseillai néanmoins de continuer de temps à autre l'usage de la rhubarbe, et surtout dès qu'il y aurait menace de constipation.

J'ai revu cet homme le 11 mai ; il s'est opposé à une nouvelle exploration rectale, déclarant qu'il était absolument guéri. En effet, aucun accident n'a reparu depuis trois mois que l'opération a été pratiquée, et j'ai tout lieu de croire à une cure radicale de la fissure anale aussi bien que des hémorrhoïdes.

Obs. IV (Communiquée par mon ami M. Bellouard, interne des hôpitaux). — Hémorrhoïdes internes; Hémorrhagies; dilatation forcée. Guérison.

Mme X..., 48 ans environ, grande, forte, d'une bonne constitution, a eu trois enfants dont la santé est parfaite. La mère de cette personne est morte, à l'âge de 63 ans, d'une obstruction intestinale. — Pas autre chose dans les antécédents de famille. — Les antécédents personnels sont également très-bons jusqu'en 1871. A partir de cette époque, à la suite de chagrins et de vives émotions, la malade est assez souvent sujette à des douleurs gastriques, avec accompagnement de phénomènes nerveux, qui se traduisent par des spasmes plus ou moins prolongés. — Peu à peu, les troubles des fonctions digestives s'accroissent; l'appétit devient irrégulier; la digestion stomacale et intestinale est laborieuse, elle s'accompagne de distension gazeuse de l'abdomen avec borborygmes. Les selles deviennent en même temps plus rares, plus pénibles. A la suite de plusieurs jours de constipation surviennent, tout d'un coup, des débâcles qui soulagent passagèrement, mais qui sont à leur tour remplacées par la constipation. A la suite de ces alternatives, la malade a noté qu'elle éprouvait des symptômes de cuisson, de tension et de pesanteur vers l'extrémité inférieure du rectum. Depuis trois ans, à peu près, ces phénomènes douloureux se sont plus vivement accusés; ils sont presque continuels, mais, à de certains moments, surviennent des *crises* qui durent plusieurs jours avec recrudescence dans l'acuité de tous les symptômes : l'appétit est nul, l'agitation extrême; la douleur ne permet pas le sommeil; le développement rapide de gaz intestinaux amène un gonflement énorme du ventre; les selles sont supprimées; la gêne qui existe vers l'extrémité inférieure du gros intestin augmente et empêche même la marche. C'est alors que surviennent certains troubles nerveux qui rappellent l'hystérie. Cet état persiste quelques jours, puis une débâcle arrive qui soulage la malade et détermine un flux de sang assez abondant par le rectum. L'hémorrhagie se produit immédiatement après la sortie des matières fécales; tantôt elle s'arrête immédiatement; tantôt, au contraire, elle persiste pendant quelques jours. Le sang ainsi perdu est vermeil et rutilant. En général, ces pertes se produisent une fois par mois, et se rapprochent de l'époque menstruelle qui est encore très-régulière. Les selles ne présentent rien de caractéristique comme forme des matières.

Malgré cet état général, la malade n'a pas maigri; son teint n'a pas changé ; les forces cependant sont un peu moindres ; il n'y a jamais de mouvement fébrile ; pas trace de symptômes cachectiques ; et pourtant le médecin ordinaire a diagnostiqué une tumeur cancéreuse de l'intestin qui tend à produire des accidents d'obstruction.

La malade vient consulter M. Panas vers le 20 mars 1877. Après examen approfondi de l'état général et local, c e chirurgien constate simplement des hémorrhoïdes internes s'accompagnant de contracture du sphincter supérieur. — Cette lésion lui suffit pour expliquer parfaitement les troubles des fonctions digestives, la constipation opiniâtre, les débâcles, les hémorrhagies, et tous les phénomènes nerveux qui se rattachent naturellement alors à l'obstacle apporté au cours des matières fécales. M. Panas propose, comme unique moyen de traitement, la dilatation forcée. — L'opération est pratiquée le 28 mars, après chloroformisation. La dilatation commence par le sphincter externe et permet alors d'agir sur le sphincter supérieur, qui cède à son tour en laissant rompre ses fibres et permettant à la main de pénétrer parfaitement au-dessus de lui. — Cette petite opération ne donne lieu qu'à une perte de sang insignifiante.

Après le réveil, la malade éprouve des douleurs assez violentes pendant deux ou trois heures ; puis la souffrance diminue graduellement et ne tarde pas à disparaître tout à fait.

Le lendemain on donna un lavement qui procura, sans douleur, une selle abondante. Les jours suivants le même résultat est obtenu ; puis on supprime les lavements, et le cours des matières s'établit régulièrement.

Depuis, nous avons eu des nouvelles de la malade ; elle continue à être dans un état aussi satisfaisant que possible. — Les selles se font naturellement et ne s'accompagnent plus de douleurs ni de perte de sang ; l'appétit est devenu plus régulier ; les digestions ne sont plus embarrassées par les gaz intestinaux ; les phénomènes nerveux sont singulièrement amendés. Enfin la malade peut sortir et vaquer à ses occupations.

En somme, l'opération de la dilatation forcée a produit une guérison complète de la lésion locale et des troubles généraux qui étaient sous sa dépendance.

Obs. V (Due à l'obligeance de M. Oudin, interne de M. Sée,
à la Maison municipale de Santé).

Octavie X..., 30 ans, entre le 24 décembre 1876 dans le service de M. Marc Sée, pour se faire opérer d'hémorrhoïdes. Elle était déjà

en traitement depuis six semaines environ chez M. Labbée pour une pelvi-
péritonite, suite de fausse couche.

Le début de ses hémorrhoïdes remonte à cinq ou six ans ; ce n'est, du moins,
qu'en 1871 qu'elle a commencé à en souffrir. Elle avait une douleur vive après
les garde-robes, et une sensation continuelle de pesanteur et de cuisson au
fondement, avec exacerbation à la suite d'une longue marche, d'une fatigue
ou d'un excès quelconque. De temps à autre, après une période de consti
pation, survenait une selle particulièrement douloureuse et pénible, qui
s'accompagnait d'une hémorrhagie plus ou moins abondante ; mais elle n'a
noté aucune périodicité dans ces pertes de sang ; elles revenaient à des
époques irrégulières. Elle ne s'est jamais aperçue non plus que ses hémorrhoïdes sortissent pendant la défécation ; ce qui veut peut-être dire simplement qu'elles se réduisaient d'elles-mêmes.

Le 25 décembre, elle fut examinée par M. Marc Sée, qui constata l'existence d'hémorrhoïdes internes peu volumineuses, sans complication d'hémorrhoïdes externes. Aucune tumeur ne faisait saillie à l'anus, quand on
invitait la malade à faire des efforts d'expulsion : il y avait une contracture évidente du sphincter. Le doigt introduit dans l'anus était fortement
serré dans une étendue de 3 ou 4 centim.; on avait la sensation très-nette
d'un anneau rigide qu'on pouvait contourner. La malade était dans un état
d'anémie très-prononcée, produite par son affection utérine et par les hémorrhagies rectales dont le nombre et l'abondance avaient augmenté dans
les derniers temps. Elle était pâle, maigre, présentait une décoloration des
muqueuses avec un souffle intense au cœur et dans les vaisseaux du cou.

M. Marc Sée, jugeant qu'il était nécessaire d'intervenir activement et
d'éviter en même temps toute opération sanglante, se décida à pratiquer
la dilatation forcée des sphincters.

Lavement le 26, au soir ; opération à la visite du matin. La malade fut
chloroformisée, et M. Sée fit la dilatation méthodique et lente de l'anus,
avec les pouces, suivant la méthode de Maisonneuve. Il n'y eut pas d'écoulement sanguin, la malade éprouva seulement des douleurs très-vives à
l'anus durant le reste de la journée ; elles furent calmées par des applications froides. Les jours suivants survinrent quelques coliques avec de la
constipation ; la malade n'allait à la selle qu'au moyen de lavements, mais
sans douleurs et sans perte de sang, et jusqu'à son départ, ses hémorrhoïdes
ne donnèrent lieu à aucun accident nouveau. La malade resta quelques semaines encore au repos, soumise à un traitement tonique. Elle reprit assez
promptement ses forces ; l'anémie s'amenda, et elle sortit du service, le
25 janvier dernier, dans un état satisfaisant sous tous les rapports.

J'ai eu la bonne fortune de revoir cette malade, le 26 avril, quatre mois après son opération, et j'ai pu constater que la guérison s'était parfaitement maintenue. Elle a repris des couleurs et de l'embonpoint et ne souffre plus de ses hémorrhoïdes. Jamais elles ne sortent ni ne saignent quand elle va à la garde-robe, et, à part une constipation habituelle, si commune chez les femmes, Octavie X... jouit d'une santé parfaite.

Obs. VI (Personnelle). — Hémorrhoïdes internes ; pertes sanguines abondantes ;
dilatation forcée. Guérison.

Marie-Eugène L..., âgé de 39 ans, employé de commerce, est venu, le 26 mars 1877, à l'hôpital Lariboisière, réclamer les soins de M. Panas pour des hémorrhoïdes internes dont il est atteint depuis dix-neuf années. Il est admis dans le service où il occupe le lit n° 1, salle Saint-Honoré.

Mère hémorrhoïdaire. A l'âge de 20 ans, étant courtier en bijouterie, profession qui l'obligeait à marcher beaucoup, il éprouva, à la suite d'une course forcée, une cuisson assez vive avec sensation de constriction à l'anus. Il calma, au bout de quelques jours, ces douleurs avec des lotions émollientes ; mais elles reparaissaient de temps en temps, surtout en été, coïncidant avec l'apparition à la marge de l'anus d'un bouton hémorrhoïdal. En 1871, ces accidents, plutôt par leur répétition que par leur gravité, l'obligèrent à changer de profession, et il prit une occupation sédentaire à l'Imprimerie Nationale. Tout alla bien durant quelques années ; mais, au mois d'août 1874, la défécation devint extrêmement pénible ; précédée d'élancements douloureux, elle durait vingt-cinq minutes en moyenne et s'accompagnait de pertes de sang très-abondantes : en même temps les hémorrhoïdes sortaient et leur réduction était toujours longue et difficile tant qu'elles n'étaient pas rentrées, il était impossible au malade de s'asseoir. Dans les crises les plus aiguës, il était même obligé de se coucher en revenant de la garde-robe, et de garder le lit pendant une demi-journée au moins avant que le paquet hémorrhoïdal pût être réduit. En outre, il avait une leucorrhée anale continuelle. Cet état persistant depuis trois années, et les moyens palliatifs que lui avait recommandés son médecin étant restés sans résultat. il s'est décidé à entre enfin à l'hôpital.

Monod.   6

Malgré la fréquence des pertes sanguines, la santé générale n'a pas été très-ébranlée; le malade n'offre pas de symptômes évidents d'anémie; il paraît robuste et bien musclé; mais son caractère a beaucoup changé; il est devenu apathique et irritable. Il n'a pas actuellement de tendance à la constipation, ayant pris l'habitude d'aller à la selle chaque soir avant de se coucher. Ces huit derniers jours, il a eu des hémorrhagies très-abondantes, à la suite desquelles il prétendait éprouver un grand soulagement.

Durant les deux jours qui suivent son entrée, il va une fois à la selle sans perdre de sang. Le toucher rectal permet de constater l'existence de tumeurs hémorrhoïdales internes, avec une contracture notable des sphincters de l'anus.

Le 28 mars. après avoir chloroformisé le malade, M. Panas pratique avec douceur la dilatation forcée, distendant progressivement, avec les pouces, l'anneau musculaire contracturé, suivant ses divers diamètres. Il s'écoule une quantité de sang insignifiante, et le malade est renvoyé à son lit sans pansement.

Pas de douleurs durant les premières heures; mais, dans l'après-midi, il se plaint du développement de gaz intestinaux en grand nombre, qui pèsent sur l'anus et donnent lieu à des élancements pénibles; la nuit se passe sans sommeil. Vers le matin, il sent le besoin d'aller à la garde-robe et le satisfait sans perdre une goutte de sang; cette première selle est toutefois un peu douloureuse, et il attribue cette cuisson plutôt à l'expulsion des gaz qu'à l'issue des matières.

Le 29 mars, à la visite, le malade se sent mieux; il a de l'appétit. On donne un dégagement facile aux gaz intestinaux au moyen d'une sonde en gomme introduite dans le rectum. Bon sommeil la nuit suivante.

Depuis lors, les selles ont été très-régulières; une ou deux fois seulement, il a été forcé de les provoquer par des lavements. Ceux-ci sont facilement pris et gardés, tandis qu'il avait dû renoncer à user de ce moyen, à cause des souffrances que provoquait l'introduction de la canule.

Les pertes sanguines n'ont pas reparu et les hémorrhoïdes, qui formaient un bourrelet volumineux, ne sont plus procidentes. Il reste seulement après la défécation une sensation de pesanteur à l'anus et de légères épreintes; mais il n'est plus question de la constriction et du ténesme qui, avant l'opération, le tourmentaient pendant plusieurs heures consécutives au retour du cabinet.

Le malade s'est levé un instant deux jours après l'opération, mais a été obligé de se recoucher très-vite, à cause d'une céphalalgie assez vive,

Celle-ci s'est accentuée les jours suivants, s'opposant au sommeil, et a un peu retardé la guérison.

Le 10 avril, les douleurs de tête diminuent; elles disparaissent presque complètement le lendemain, à la suite d'un bain tiède d'une demi-heure.

Le 12, surviennent des coliques venteuses avec ballonnement du ventre, suivies d'une selle abondante, avec issue de quelques gouttes de sang.

Le 13, il passe une grande partie de la journée debout et va se promener au jardin; il ne sent plus que de la gêne au fondement.

Le 14, il quitte l'hôpital en très-bon état.

Le 6 juin, L..., intelligent et soucieux de sa santé, a continué à prendre son observation depuis sa sortie de l'hôpital.

Pendant les premiers jours, il a ressenti après chaque défécation d'assez violentes épreintes qui duraient une heure environ; il éprouvait aussi des sensations de cuisson à l'anus dès qu'il avait marché quelques instants. Ces accidents allèrent en diminuant pour disparaître au bout d'un mois. Du reste, pas de procidence ni d'hémorrhagie pendant les garde-robes.

Le 10 mai, le malade eut l'idée de prendre un lavement pour prévenir la constipation qu'il redoutait beaucoup, et il blessa très-probablement une tumeur hémorrhoïdale avec la canule maladroitement dirigée. En effet, il souffrit toute la journée, et pendant trois jours les selles redevinrent douloureuses et s'accompagnèrent d'un notable écoulement sanguin.

Le 15 mai, ces accidents cessèrent, et depuis lors tout est rentré dans l'ordre. L... va à la selle sans douleur appréciable tous les soirs avant de se coucher, et évite avec soin toute cause d'échauffement : fatigue exagérée, excès de table, mauvaise hygiène. Ses digestions se font très-facilement; enfin il a retrouvé, en grande partie, ses forces et son entrain, et déclare lui-même que sa santé générale est sensiblement améliorée.

Obs. VII (Personnelle). — Hémorrhoïdes internes; hémorrhagies fréquentes; dilatation forcée. Guérison.

Le nommé Marius R..., âgé de 53 ans, menuisier, est entré le 30 avril 1877, dans le service de M. Pana?, salle Saint-Ferdinand, n° 5.

Il est atteint d'hémorrhoïdes internes. Pas d'antécédents hémorrhoïdaux chez ses ascendants ou ses collatéraux. Bonne santé antérieure.

Il y a huit mois environ, il s'aperçut d'un léger écoulement sanguin en allant à la garde-robe; en même temps apparut à la marge de l'anus une petite tumeur, qui rentrait spontanément un quart d'heure ou vingt minutes après la défécation. Celle-ci ne donnait lieu, d'ailleurs, qu'à une sensation et cuisson modérée, et jamais le malade n'a éprouvé de douleurs vives.

Pas de constipation habituelle. Aucun trouble du côté du foie, dont le volume ne présente pas de modification appréciable. Pas de symptômes bien accusés d'anémie; pas d'amaigrissement notable; les traits sont peu altérés.

Cependant, depuis quelque temps, les forces ont diminué: il est survenu quelques troubles dyspeptiques, et surtout les hémorrhagies, qui au début n'apparaissaient guère que deux fois par mois sous forme de crises durant quatre ou cinq jours au plus, ont beaucoup augmenté de fréquence et de quantité : ce sont ces motifs qui l'ont déterminé à venir réclamer une intervention chirurgicale.

L'examen direct permet de constater uue couronne d'hémorrhoïdes externes flétries, et une forte contracture du sphincter. En effet, le périnée est tendu et résistant, et le doigt introduit dans le rectum est fortement comprimé par l'anneau musculaire, mais point d'une façon uniforme dans toute sa hauteur. Immédiatement au-dessus de l'anus on ne sent qu'un resserrement médiocre, tandis qu'à 2 ou 3 centimètres plus haut on trouve une véritable filière, longue de 2 centimètres au moins, qu'on a de la peine à franchir : la contracture porte donc surtout sur le sphincter interne. Comme c'est le cas ordinaire en dehors des moments de procidence, le doigt n'arrive pas sur des tumeurs hémorrhoïdales internes bien délimitées et isolées; elles se dérobent à l'exploration. Enfin le toucher cause au malade une souffrance très-modérée, d'où l'on peut conclure, en rapprochant ce fait de l'absence de douleurs spontanées, que l'on a affaire à une contracture simple, non compliquée de sphinctéralgie.

Le 5 mai, l'opération de la dilatation forcée est pratiquée, suivant la méthode classique, le malade étant à jeun et ayant le rectum vidé par deux lavements : on donne le chloroforme. M. Panas fait la distension suivant tous les diamètres, avec les pouces introduits à 3 ou 4 centimètres de profondeur. Il distend plusieurs fois le sphincter avec douceur et lenteur, pendant 3 ou 4 minutes. A peine l'opération est-elle commencée, que les gaz retenus au-dessus de l'obstacle s'échappent avec bruit; il s'écoule à peine quelques gouttes de sang. Ayant introduit mes deux pouces dans le rectum aussitôt après, je sens que la résistance est vaincue, et je pénètre sans la moindre difficulté dans un assez large infundibulum.

A son réveil, le malade ne ressent aucune douleur et déjeune comme à l'ordinaire. Dans l'après-midi surviennent quelques douleurs, augmentées par la toux. Vers quatre heures, il va spontanément à la selle; la défécation s'effectue sans souffrance, sans perte de sang et sans procidence des hémorrhoïdes. La température, prise avant et après l'opération, est sensiblement la même, et donne le chiffre normal : 37°.

Le 6, la nuit a été excellente, il n'y a aucune douleur.

Le 7, le malade a essayé de se lever et a senti de la pesanteur à l'anus. Pas de selle.

Le 8, deuxième selle solide; ne s'est accompagnée d'aucun accident. La sensation de gêne persiste quand le malade est debout.

Le 11, l'écoulement sanguin n'a pas reparu; mais il y a de nouveau un certain degré de procidence des tumeurs hémorrhoïdales; il les réduit d'ailleurs très-facilement. Lavements quotidiens pour combattre la tendance à la constipation.

Le 13, le malade a été à la selle sans lavement. Les hémorrhoïdes sont rentrées spontanément et ne sont pas ressorties depuis deux jours.

Le 15, hier et aujourd'hui, le malade a eu deux selles sans douleur, sans écoulement de sang, et surtout sans issue des tumeurs hémorrhoïdales. Il reste une partie de la journée levé et sa santé générale est excellente.

Le 16, il quitte l'hôpital en parfait état.

Le 19, ce malade est revenu donner de ses nouvelles à la consultation. Il n'était rien survenu d'anormal depuis sa sortie; tout au plus se plaignait-il de quelques douleurs vagues pendant la défécation.

Obs. VIII (Personnelle). — Hémorrhoïdes internes étranglées; inflammation et gangrène superficielle. Retour des hémorrhagies; dilatation forcée. Guérison.

René G., journalier, 45 ans, est entré le 26 avril 1877 dans le service de M. Verneuil, salle St-Louis n° 58, pour des hémorrhoïdes internes étranglées.

Son père était hémorrhoïdaire. Lui-même fait remonter son affection à douze ans environ. Il a passé quatorze ans dans la cavalerie, de 1852 à 1866, dont six ans et demi en Afrique, où il a eu la dysenterie, en 1865. Etant revenu en France peu de temps après, il s'aperçut pour la première fois, après quelques jours de constipation, que des tumeurs multiples apparaissaient à la marge de l'anus pendant la défécation et donnaient issue à une notable quantité de sang : il les fit rentrer facilement lui-même. Depuis lors, ses hémorrhoïdes sortent chaque fois qu'il va à la selle, mais leur réduction est toujours facile. Les hémorrhagies sont loin d'être constantes ; elles reviennent par intervalles, précédées par de la pesanteur à l'anus, mais sans donner lieu à des crises très-douloureuses. Il n'a jamais été obligé de rester couché ou du moins d'interrompre son travail durant plusieurs heures, après avoir été à la selle. Pas d'issue des hémorrhoïdes dans la marche ; mais constipation opiniâtre et leucorrhée anale depuis qu'elles ont apparu.

Le 23 avril dernier, n'ayant pas eu de garde-robe depuis cinq jours, il va à pied à Choisy-le-Roy. Il a en route une selle pénible et douloureuse ; après l'issue de matières dures, bosselées, entourées de mucosités blanchâtres, s'écoule une grande quantité de sang, qui sort en jet, dit-il, comme dans la saignée. Il réduit sans trop de difficulté le bourrelet hémorrhoïdal, mais continue à ressentir une vive cuisson dans la marche et constate bientôt que les hémorrhoïdes sont ressorties. Plusieurs réductions successives sont suivies de procidence. Il se hâte de rentrer à Paris par le chemin de fer et de se coucher. Mais les souffrances allèrent en augmentant, et le lendemain il lui était impossible de marcher : les hémorrhoïdes étaient sorties, turgescentes, irréductibles.

Le 25, il vint consulter à la Pitié, et, le 26, il entrait dans le service de M. Vernenil.

C'est un homme grand, bien musclé, au teint bronzé, d'aspect vigoureux. Une syphilis qu'il a contractée en 1852, à son entrée au service militaire, ne paraît pas avoir plus profondément atteint sa santé générale que ses hémorrhoïdes. Comme seuls accidents, il aurait eu, en 1872, une éruption de syphilides généralisée, et une iritis à l'œil gauche, dont il a presque perdu l'usage depuis lors.

Le 27, M. Verneuil l'examine et constate l'étranglement par le sphincter contracturé d'hémorrhoïdes internes volumineuses. Elles se sont enflammées et commencent même à se sphacéler. Le traitement se borne à l'application permanente de compresses imbibées d'eau de mauve, avec lotions fréquentes. Pendant les premiers jours les douleurs restent très-vives ; pas de selles ni d'hémorrhagies. Cependant le sphacèle se produit peu à peu et les hémorrhoïdes rentrent lentement. Le 30 avril leur réduction était complète.

Deux jours après, le 2 mai, il est pris de coliques et de diarrhée, et recommence à perdre du sang et à éprouver de vives souffrances après les garde-robes. La diarrhée est arrêtée par des lavements opiacés que le malade garde.

Il se trouve mieux le 4 mai ; cependant le matin, en allant à la selle, il n'a expulsé que quelques gaz et rendu une notable quantité de sang pur. En présence de ces hémorrhagies persistantes, M. Verneuil se décide à pratiquer la dilatation forcée; il attend seulement quelques jours pour que toute trace d'inflammation ait cessé.

L'opération est faite le 9 mai, conformément à la description que j'ai donnée plus haut. Pendant la chloroformisation, M. Verneuil me fait pratiquer le toucher rectal, qui me permet de constater au-dessus du sphincter contracturé la mobilité de la muqueuse, plissée et bosselée par places. Les deux spéculums de volume croissant sont introduits successivement; M. Verneuil termine par l'introduction des doigts qu'il écarte sans effort jusqu'à la rencontre des ischions. Il ne s'écoule pas une goutte de sang.

Durant cinq ou six heures après l'opération, douleurs assez vives, calmées par l'application de compresses froides. Pas de perte de sang. Bientôt les souffrances font place à une sensation de cuisson qui augmente quand il se lève ou va à la selle, tout en restant très-tolérable. La première défécation se fait spontanément, dans la nuit du 10 au 11 mai, sans douleur et sans hémorrhagie. Dans la matinée du 11, nouvelle selle diarrhéique, effectuée dans des conditions aussi satisfaisantes que la première.

Le malade n'a pas quitté le lit les deux premiers jours; ce matin il est resté pour la première fois debout pendant trois quarts d'heure, sans éprouver d'autre inconvénient qu'un peu de lourdeur de tête. Pas de douleur à la région hépatique; le foie, du reste, ne déborde pas les fausses côtes. Le malade n'a pris que deux potages le jour de l'opération, et s'estremis dès hier à manger comme d'habitude. Une pilule d'extrait thébaïque lui a assuré un excellent sommeil dans la nuit du 9 au 10, et la nuit dernière il a aussi bien dormi sans pilule. La langue est nette et il n'y a pas la moindre fièvre. Voici le tracé thermométrique durant ces trois jours.

	Matin.	Soir.
9 Mai.	—	36°2
10 —	36°5	36°4
11 —	36°4	37°2

L'anus ne présente pas trace d'inflammation; il est souple et le sphincter est très-aisément dilatable. On ne voit qu'une couronne d'hémorrhoïdes externes flétries, et, en déplissant fortement les plis de la muqueuse, un petit bouton hémorrhoïdal, de l'aspect et de la grosseur d'une cerise, situé à 0,01 à peine au-dessus de la marge de l'anus.

Le 14, l'état général et local continue à être satisfaisant. Le malade a été constipé pendant trois jours, et, malgré cette condition prédisposante aux accidents, a expulsé ce matin sans douleurs et sans issue d'une goutte de sang un bol fécal dur et volumineux. Il se plaint d'un écoulement muco-purulent assez abondant, vraie leucorrhée anale, survenu depuis l'opération, et d'une douleur lancinante au fondement qui, revenant par intervalles, l'a forcé à garder le lit les jours derniers. S'étant levé ce matin, il a éprouvé une sensation de cuisson et de pesanteur qui l'a déterminé à se recoucher au bout d'une heure et demie environ. Il y a un peu de dysurie. Continuation des compresses froides, ablutions à grande eau répétées plusieurs fois dans la journée, lavements d'eau de pavot contre la constipation et le catarrhe rectal.

Le 18, les résultats de l'opération continuent à être satisfaisants. Les avements émollients ont supprimé l'écoulement muco-purulent; administrés chaque soir, ils provoquent une selle abondante et facile ne s'accompagnant ni de douleur ni d'écoulement sanguin. Le malade ne souffre plus lorsqu'il est couché : mais, dès qu'il est resté quelques instants debout, il se plaint de ce que ses hémorrhoïdes sortent de nouveau, et déterminent une sensation de gêne et de cuisson vive à l'anus et à la partie interne des cuisses ; à peine les a-t-il réduites qu'elles reparaissent, rendant la marche assez difficile. Il continue à se plaindre aussi de dysurie.

Le 19, après avoir prescrit aux malades de rester levé plusieurs heures, M. Verneuil examine l'anus et constate un bourrelet d'hémorrhoïdes externes modérément turgescentes, et, au centre, une petite tumeur interne procidente, à peine grosse comme une aveline. Le toucher rectal donne l'explication de ce léger accident : il reste en effet un certain degré de contracture du sphincter interne. On prescrit des lavements froids matin et soir.

Le 23, le malade marche franchement vers la guérison et parle de quitter l'hôpital dans quelques jours. Les selles sont régulières et n'entraînent aucun accident; il n'y a presque plus de dysurie. Le bouton hémorrhoïdal continue à sortir quand le malade est levé; mais il ne provoque plus que de la gêne et nullement des douleurs vives.

Le 28, G.... quitte l'hôpital. Ses hémorrhoïdes restent parfaitement réduites quand il est levé et quand il marche; la dysurie et le ténesme ont absolument disparu : il n'y a plus d'écoulement blanchâtres par l'anus. Il ne perd plus une goutte de sang, et pourrait se considérer comme radicalement guéri sans une légère procidence du paquet variqueux, qui persiste au moment des garde-robes ; il réduit très-aisément ces petites tumeurs en s'essuyant, et n'y songe plus jusqu'à la défécation suivante. On lui conseille de continuer quelques temps chez lui les ablutions froides.

J'ai revu ce malade, le 8 juin, douze jours après sa sortie il était en parfait état. Un seul des accidents légers qui

l'avaient retenu quelque temps à l'hôpital a persisté; c'est
la procidence au moment des garde-robes du paquet variqueux, et encore est-il bien moins volumineux qu'avant
l'opération. Ce prolapsus ne s'accompagne d'aucune douleur et se réduit avec une extrême facilité. La constipation,
à laquelle G.... était sujet depuis de longues années, a reparu; mais, quoique les selles ne se reproduisent que tous
les deux ou trois jours, elles ne sont point pénibles ni san-
guinolentes : il va essayer, du reste, de les régulariser par
l'emploi prolongé d'une eau minérale laxative. Il a repris
son travail sans aucun inconvénient, mange et dort bien,
et, malgré la procidence indolente de ses hémorrhoïdes,
peut cliniquement être considéré comme guéri.

Obs. IX (Personnelle). — Hémorrhoïdes internes; hémorrhagies abondantes;
Dilatation forcée; amélioration notable et guérison probable.

Il y a deux mois environ, j'assistai mon cousin, le D^r Ch. Monod, dans
une opération de dilatation forcée, pratiquée chez un hémorroïdaire dont
je retracerai l'histoire en quelques mots.

M. R..., âgé de 45 ans, paraît d'une constitution robuste et a joui jusqu'à ces dernières années d'une bonne santé. Il n'y a pas d'hémorrhoïdaires dans sa famille. En 1865, il s'aperçut de l'existence d'hémorrhoïdes
internes, qui ne devinrent une gêne véritable qu'il y a quatre ans environ.
A chaque garde-robe, en effet, un paquet volumineux venait faire saillie à la marge de l'anus, et il y avait six à sept fois par an des hémorrhagies qui duraient dix à douze jours. Ces symptômes ne s'accompagnaient
pas d'une douleur vive, mais la réduction était laborieuse et nécessitait
des manœuvres prolongées, sans que les hémorrhoïdes aient jamais présenté pourtant d'accidents d'irréductibilité.

Une certaine tendance à la constipation était combattue depuis quelques
temps déjà par l'usage régulier d'une eau minérale purgative.

Dans les dernières semaines la maladie s'aggrava : d'une part, les pertes
sanguines abondantes et répétées amenèrent un degré notable d'anémie,
compliquée de troubles dyspeptiques ; et, d'autre part, le prolapsus du
paquet variqueux, très-augmenté de volume, se produisit en dehors des

garde-robes, pendant la marche et même pendant la station debout un peu prolongée. Il en résulta pour le malade une gêne fonctionnelle et un tourment d'esprit si considérables que, malgré son caractère pusillanime, il en vint à demander lui-même l'opération.

L'examen local permit de constater qu'il n'existait pas d'hémorrhoïdes externes, ni de procidence des tumeurs internes quand le malade était couché. Le doigt introduit dans le rectum ne provoquait pas de douleur, mais était assez fortement serré sur une hauteur de deux cent. environ, ce qui permettait d'admettre une contracture simple du sphincter, probablement légère. Le toucher rectal ne donnait, d'ailleurs, aucun renseignement sur l'état ou le nombre des tumeurs variqueuses.

. Lorsque celles-ci étaient procidentes, on y découvrait deux portions concentriques, de consistance et de coloration différentes. En effet, l'orifice était circonscrit par une masse molle et violacée, véritable bourrelet circulaire vraisemblablement constitué par la muqueuse avec un lacis de veines sous-jacentes, turgescentes et distendues ; et au centre de cette masse on voyait une ou deux tumeurs arrondies, d'aspect charnu, à surface framboisée, et de consistance beaucoup plus ferme.

Les dilatation forcée trouvait son indication dans l'écoulement sanguin menaçant pour la santé générale et dans l'existence de la contracture sphinctérienne qu'avait révélée l'exploration.

L'opération fut donc pratiquée avec l'aide du chloroforme, le 4 avril 1877. La dilatation fut faite avec les pouces, suivant la méthode de M. Maisonneuve, et l'on eut la sensation très-nette de résistance vaincue quand les doigts furent progressivement arrivés au contact des tubérosités ischiatiques. Pour terminer l'opération, M. Ch. Monod introduisit facilement les doigts disposés en cône dans le rectum. Il s'écoula à peine quelques gouttes de sang.

Souffrances très-modérées dans la journée ; on nota une dysurie légère qui cessa spontanément au bout de vingt-quatre heures, sans avoir nécessité de cathétérisme. La nuit fut bonne.

Le 5 avril, on trouve une ecchymose très-limitée à la marge de l'anus. Le malade se plaint d'un peu de cuisson en ce point ; pas de fièvre.

Le 6. Première selle, diarrhéique, effectuée sans douleur et sans perte de sang, mais avec prolapsus du paquet hémorrhoïdal, qui se réduit avec la plus grande facilité. Depuis cette garde-robe, il existe une sensation de pesanteur à l'anus, mais pas de souffrance véritable.

Le 9. L'état local reste le même ; les selles continuent à être liquides et n'entraînent pas d'autre accident qu'un léger degré de procidence. — Le malade s'est levé quelques heures hier et est resté debout du matin au soir aujourd'hui, sans que ses hémorrhoïdes sortissent.

Le 14. Il fait pour la première fois une courte promenade durant laquelle le prolapsus ne se produit pas : celui-ci ne persiste qu'au moment de la défécation ; aucun écoulement sanguin. La santé générale est bonne et le malade déclare ressentir une amélioration notable dans son état.

Le 5 mai. M. R... se plaint de céphalalgies fréquentes et assez vives ; à vrai dire, il y était sujet autrefois, mais elles ont augmenté depuis l'opération. — L'état local est resté exactement le même. Pour combattre l'anémie, qui tient peut-être ces céphalalgies sous sa dépendance, et la procidence qui accompagne encore les garde-robes, on conseille au malade l'emploi de l'hydrothérapie et de bains de siége froids.

Le 11 juin. Plus de deux mois après l'opération, les hémorrhagies n'ont plus reparu, les souffrances liées à la défécation sont insignifiantes ; mais la procidence des hémorrhoïdes, moins considérable, il est vrai, qu'avant l'opération, se reproduit à chaque garde-robe, et même, paraît-il, après une marche prolongée. — En dehors de cette gêne persistante, M. R... a retrouvé une santé parfaite.

Obs. X (Personnelle). — Hémorrhoïdes internes avec pertes sanguines abondantes chez un phthisique ; dilatation forcée ; suppression des hémorrhagies.

B... (Etienne-Victor), âgé de 37 ans, cuisinier, est entré le 24 avril 1877 dans le service de M. Verneuil, à la Pitié, salle Saint-Louis, lit n° 52. Ses parents ne sont pas hémorrhoïdaires et jouissent d'une bonne santé ; mais sa grand'mère et son frère sont atteints d'hémorrhoïdes, qui, chez ce dernier, donnent lieu à des hémorrhagies fréquentes.

Lui-même a constaté, dès son enfance, la formation à l'anus d'une petite tumeur douloureuse et réductible, qui dans le principe ne donnait pas de sang.

En 1868, après avoir été jusque-là bien portant, il vit les hémorrhoïdes se multiplier et s'accroître, formant de temps en temps à la marge de l'anus, pendant les efforts de défécation, une tumeur lobulée qu'il compare à un bouquet de cerises. Elles se réduisaient facilement et étaient médiocrement douloureuses.

En 1870, il fit la campagne, subit des privations et fut pris, à la suite de l'usage prolongé de viandes salées, d'une diarrhée intense ; il remarqua alors qu'à chaque défécation il perdait quelques gouttes de sang. Jusqu'en janvier 1877, les hémorrhagies se sont produites irrégulièrement. Il n'y avait pas de constipation habituelle et souvent les selles étaient molles et faciles ; mais dès qu'elles nécessitaient quelques efforts, les hémorrhoïdes devenaient procidentes, se rompaient et donnaient lieu à un véritable jet de sang. Quelquefois l'hémorrhagie, se faisant dans le rectum, déterminait des coliques suivies de l'expulsion de sang noir ou de caillots cruoriques.

En 1874, il subit à Brest un traitement consistant en bains de siège et applications de fleur de soufre, mais sans aucun soulagement. Vers cette époque, il contracta une pleurésie du côté gauche qui ne l'arrêta que huit jours dans son travail, mais à la suite de laquelle il continua à tousser et conserva un point de côté qui a souvent reparu depuis lors.

En 1875, sans cause appréciable, survint une arthrite suppurée du genou dont il conserve de profondes cicatrices.

Cependant toutes ces causes réunies, jointes aux hémorrhagies répétées, ne tardèrent pas à jeter ce pauvre homme dans un état de profonde anémie. En outre, il prit, il y a quatre mois environ, la profession de cuisinier, qui, en l'obligeant à rester toute la journée debout, contribua à aggraver l'affection hémorrhoïdale. A chaque selle il perdait environ « un verre de sang » vermeil, et, les tumeurs étant devenues de plus en plus volumineuses et turgescentes, il les réduisait difficilement et au prix de quelques douleurs. Enfin, voyant qu'il maigrissait et perdait les forces et l'appétit, s'inquiétant aussi de la toux persistante et d'une sensation de refroidissement général, avec vertiges, bourdonnements d'oreilles et diminution de l'acuité des sens, il s'est décidé à venir se faire soigner à l'hôpital. Il y arrive aujourd'hui avec le facies caractéristique des hémorrhoïdaires : teint mat, facies subic térique, yeux caves, aspect extérieur d'un vieillard, tandis qu'il n'a que 37 ans. Il paraît bien moins préoccupé des douleurs légères causées par ses hémorrhoïdes que des épuisantes pertes de sang qu'elles entraînent. Chaque fois que je passais huit jours sans avoir d'hémorrhagies, dit-il, je ressentais immédiatement une grande amélioration dans ma santé.

25 avril. En procédant à l'examen du malade, on ne trouve pas le souffle caractéristique de l'anémie ; mais il offre des signes indubitables de tuberculose pulmonaire au deuxième degré : submatité dans la fosse sus-épineuse droite, avec craquements humides ; au sommet gauche, l'inspiration est rude et l'expiration très-prolongée. Douleurs névralgiques en divers points du thorax. Raucité de la voix ; sueurs profuses. Léger mouvement fébrile, le soir (38,4); expectoration muco-purulente abondante. La langue est large, molle, portant les empreintes des dents. Le ventre est sensible à

la pression, surtout quand elle est exercée sur l'épigastre et la région
hépatique. Les urines sont limpides, mais laissent sur les parois du vase une
teinte rosée qui indique un état pathologique du foie. Celui-ci ne présente
pourtant pas à la percussion de modification de volume appréciable, et
ne déborde pas les fausses côtes; ni la chaleur, ni les acides ne dénotent la
présence d'albumine ou de sucre dans les urines.

On ne voit aucune tumeur à l'anus, même quand on invite le malade à
pousser. Le toucher rectal n'est pas douloureux; il révèle une contracture
assez forte du sphincter, mais on ne trouve aucune bosselure au-dessus ;
les tumeurs ne se forment qu'au moment de la défécation.

En général, M. Verneuil n'opère pas les sujets atteints de lésions hépatiques, ni les fébricitants, et les diathésiques encore moins. Aussi ne son-
gerait-il pas à intervenir s'il devait s'adresser à une des anciennes métho
des : excision, ligature, ou même galvano-caustie. Mais, d'une part, il a affaire ici à un homme que des hémorrhagies quotidiennes ont réduit au
marasme, et dont l'état ira très-vite en s'aggravant jusqu'au terme fatal s'il
continue à perdre du sang quelques jours encore ; et, d'un autre côté, il a
tout lieu d'espérer qu'il suspendra ces écoulements sanguins par une
opération tellement bénigne qu'elle mérite à peine ce nom, et qui ne
fera courir aucun danger sérieux au malade. Malgr l'état général,
M. Verneuil pense donc qu'il y a là une indication urgente d'appliquer la
dilatation forcée.

Le 28, la distension est faite avec méthode et prudence au moyen de
deux spéculums de différent volume introduits à 6 centim. de profondeur.
L'opération, faite pendant le sommeil chloroformique, dure trois minutes à
peine, et ne donne lieu à aucun écoulement sanguin, Il ne sort qu'un petit
bouchon muqueux d'apparence gélatineuse. Examiné cinq minutes après
l'opération, l'anus est souple et facilement dilatable, mais ne présente aucune trace d'une lésion quelconque. Quelques douleurs dans la journée, calmées par des compresses froides. Pas de vomissements ; sommeil pendant
la seconde moitié de la nuit. T. matin 36,6; soir 38,3.

Le 29. Il n'a que des picotements à l'anus. Légère réaction fébrile ; matin 36,8; soir 39,2.

Le 30 au matin, il va pour la première fois à la selle, à la suite de fortes
coliques : trois garde-robes liquides consécutives, pendant lesquelles il a
perdu quelques gouttes de sang et éprouvé une cuisson assez vive. Le malade n'a pas d'appétit; il n'a pris que des potages depuis l'opération ; pourtant il se sent mieux sur le tout. T. matin 36,5 ; soir 38,4. P. 100.

Le 2 mai. Il continue à perdre du sang en petite quantité, et les hémorrhoïdes ont recommencé à sortir pendant la défécation ; de même, si l'on engage le malade à pousser ou qu'on écarte fortement les fesses, on voit un bouton hémorrhoïdal rouge, de la grosseur d'une noisette. Pas de douleurs. Insomnie et cauchemars.

Le 4. Le malade prend tous les soirs un lavement qu'il rend sans matières; puis il va spontanément à la selle le lendemain matin. La quantité de sang a été en diminuant ces derniers jours ; il n'y en a pas eu du tout dans la garde-robe de ce matin. La température continue à osciller dans les mêmes limites : à peu près normale le matin, elle s'élève de 1,5 à 2° le soir ; cette fièvre vespérale doit être évidemment mise sur le compte de l'affection pulmonaire chronique.

Le 7. Les hémorrhagies sont arrêtées depuis trois jours ; cependant la phthisie paraît faire des progrès rapides. La toux, l'expectoration et la dyspnée ont augmenté, et le malade est découragé.

Le 9. Toujours pas de sang ; c'est là le point essentiel ; mais le malade dit que ses hémorrhoïdes, qui n'étaient procidentes que pendant la défécation, sortent maintenant dès qu'il se lève et fait quelques pas, et déterminent un peu de douleur. Malheureusement son état diathésique empêche de recourir au traitement hydrothérapique et même aux lavements froids.

Le 11. Amélioration sensible depuis huit jours que les hémorrhagies rectales sont supprimées. Le teint est moins jaune ; l'appétit revient ; le sommeil est bon ; le malade cause plus volontiers et retrouve de l'entrain. Il dit que ses forces reviennent et manifeste le désir d'aller bientôt à Vincennes. Il a une selle par jour, quelquefois deux ; elles n'entraînent aucune douleur. Quand il reste longtemps debout, les tumeurs hémorrhoïdales sortent ; mais elles sont peu volumineuses, et ne déterminent plus qu'une sensation de gêne et de pesanteur. La température vespérale a baissé; elle oscille entre 37,8 et 38,4.

Le 14. Pas de sang ; l'amélioration générale persiste.

Le 18. Même état, si ce n'est que la tendance à la procidence s'accuse de plus en plus dans le paquet hémorrhoïdal   peine le malade l'a-t-il réduit qu'il ressort ; il en souffre modérément. En outre, l'écoulement ana qu'il avait avant l'opération a reparu.

Le 21. L'état général paraît de nouveau moins bon : accablement; sueur profuses ; un peu de diarrhée. Aucune perte de sang.

Le 25. Hier et aujourd'hui il y a eu un léger écoulement sanguin pendant la défécation.

Le 29. Le malade part pour Vincennes. Les hémorrhagies se sont de nouveau complètement supprimées ces derniers jours ; c'est même là le seul résultat franchement satisfaisant qu'ait produit l'opération. Elle n'a guère diminué la procidence des hémorrhoïdes et les douleurs qui en dépendaient. L'anémie est moins profonde qu'à l'entrée; mais la diathèse tuberculeuse, qui poursuit son évolution fatale, s'est opposée à ce que l'état général s'améliorât sensiblement.

En quittant Vincennes, le 13 juin, B... rentre dans le service de M. Verneuil, pour être soumis quelque temps encore à un traitement tonique.

Il n'a pas perdu une goutte de sang durant ces quinze jours; mais le prolapsus du paquet variqueux persiste dans la marche et la station debout et provoque quelques douleurs. Le malade va trois ou quatre fois par jour à la selle, sollicité le plus souvent par de faux besoins, et ces épreintes n'aboutissent qu'à la sortie des hémorrhoïdes, qu'il réduit, du reste, sans difficulté.

La santé générale a subi une légère amélioration; la toux a diminué, les forces et les couleurs sont un peu revenues.

Au toucher, M. Verneuil et ses internes constatent que le doigt éprouve de petites pressions intermittentes de la part du sphincter; ce signe montre qu'il a retrouvé, en partie du moins, sa tonicité normale, et fait espérer la diminution progressive du prolapsus hémorrhoïdal.

Obs. XI (Personnelle). — Hémorrhoïdes internes étranglées; inflammation, gangrène et guérison spontanée; anémie profonde; hydrothérapie.

Adolphe C. .., corroyeur, 51 ans, est entré, le 17 avril 1877, salle Saint-Louis, n° 21, dans le service de M. Verneuil, pour des hémorrhoïdes internes étranglées depuis cinq jours.

Cette affection est manifestement héréditaire dans sa famille. Son père, sa sœur, sa fille sont hémorrhoïdaires. Sa femme a eu des hémorrhoïdes à la suite d'une grossesse. Il en est lui-même atteint depuis l'âge de 21 ans. Pendant de longues années il n'a eu que des crises mensuelles périodiques comme de véritables règles, en dehors desquelles il ne souffrait pas et n'était pas sujet à la constipation. Ces crises qui duraient une journée environ s'annonçaient par de fortes coliques et de la pesanteur à l'anus. Puis survenaient plusieurs selles semi-liquides, mêlées d'une notable quantité de sang et accompagnées d'une douleur assez courte et modérée pour que le malade n'ait jamais dû interrompre son travail. Elles étaient même suivies d'un sentiment de soulagement et de bien-être qui le faisait croire à l'efficacité de cette saignée périodique. En même temps apparaissaient à la marge de l'anus des tumeurs volumineuses, qu'il faisait rentrer assez facilement en s'essuyant. Elles ne sortaient d'ailleurs qu'au moment de ces débâcles et jamais en dehors de la défécation.

Il n'opposa aucun traitement actif à ces accidents légers et espacés, et sa santé générale ne s'en ressentit pas jusqu'en 1875. Mais, il y a deux ans, les hémorrhagies augmentèrent de fréquence et d'abondance, et, cette cause puissante d'épuisement venant s'ajouter aux fatigues d'une profession pénible, il vit rapidement décliner ses forces ; il maigrit et pâlit en peu de temps. C'est surtout depuis le mois de janvier dernier que la maladie a fait des progrès.

En mars, il entre à l'hôpital Necker où il est soigné cinq semaines pour une anémie profonde, avec souffles cardiaque et vasculaires ; ses hémorrhoïdes sortent et saignent constamment quand il va à la selle, mais sans lui causer de vives douleurs. Sous l'influence d'un traitement tonique son état général s'était amélioré, et il avait quitté l'hôpital depuis une quinzaine de jours, lorsqu'il est pris, le 12 avril, à la suite d'une marche forcée, d'une violente crise hémorrhoïdale : bourrelet énorme, turgescent, irréductible; douleurs très-vives, hémorrhagies répétées et abondantes.

17 avril. Il se décide à venir réclamer les soins de M. Verneuil, qui constate l'existence d'hémorrhoïdes internes procidentes, étranglées par le sphincter fortement contracturé et consécutivement enflammées, avec début de gangrène superficielle. Le cachet d'une anémie avancée est imprimé sur la figure du malade, et s'y lit même à distance. Tous les téguments sont décolorés, les lèvres presque blanches, les joues et les paupières mates et bouffies, les malléoles œdématiées; l'œil est éteint et le malade épuisé offre un aspect cachectique fort inquiétant. Cependant M. Verneuil s'abstient de toute intervention active, en raison de l'état inflammatoire des parties. Pendant plusieurs jours on se contente de bains de siége et d'applications émollientes sur la tumeur hémorrhoïdale. L'eschare superficielle qui s'est rapidement formée se détache peu à peu, tandis que le reste de la tumeur rentre insensiblement avec la muqueuse rectale. En même temps les douleurs diminuent; le flux sanguin se supprime absolument. Au bout de huit jours la réduction était complète et la guérison paraissait obtenue.

A l'examen local on ne constatait qu'une couronne d'anciennes hémorrhoïdes externes flétries, au-dessus desquelles persistait une forte contracture du sphincter.

Le 7 mai, aucun accident n'a reparu. Cet homme va tous les jours à la selle sans souffrir et sans perdre une goutte de sang. Sa santé générale a immédiatement bénéficié de la suppression de ces hémorrhagies épuisantes : il est moins affaissé, a un teint moins blème et peut se considérer comme guéri de ses hémorrhoïdes. Cependant il faut encore combattre énergiquement l'état anémique. Outre le traitement tonique qu'il suit depuis son entrée, M. Verneuil le juge assez fort pour le soumettre à une cure d'hydrothérapie, moyen parfois héroïque dans ces anémies par déglobulisation.

Il prend une première douche de quelques secondes, douche en pluie et en jet. La réaction se fait très-bien ; tout le corps est rouge quand il revient se mettre au lit.

Le 8, voulant s'assurer de l'état local, M. Verneuil pratique le toucher rectal, qui lui donne en même temps la constatation et l'explication de la guérison des hémorrhoïdes internes. En effet, au-dessus du sphincter contracturé, au lieu de sentir une muqueuse souple et mobile, il a sous le doigt une membrane adhérente et épaissie.

Il y a en soudure entre la face profonde de la muqueuse, encore enflammée lorsqu'elle est rentrée dans le rectum, et la couche musculaire sous-jacente ; de sorte que la procidence des hémorrhoïdes, nécessaire à la production des accidents d'étranglement, ne peut plus se produire.

Le 11, le malade ressent déjà les bons effets de ses premières douches. Ses forces reviennent ; les lèvres et les joues se colorent. Il n'est plus question des hémorrhoïdes.

Le 14, je touche moi-même le malade, et, après avoir franchi avec peine l'anneau sphinctérien, je constate cette sensation spéciale que donne la muqueuse adhérente. Je ne prolonge pas mon exploration à cause des douleurs vives qu'elle provoque. Continuation de l'hydrothérapie. Bon facies ; la santé générale s'améliore à vu d'œil.

Le 26, une vingtaine de douches ont rendu au malade des couleurs, des forces et de l'énergie ; il quitte l'hôpital dans un état de santé satisfaisant, sans avoir présenté aucun nouvel accident du côté de ses hémorrhoïdes.

CHAPITRE V.

Je ne pense pas qu'il soit hors de propos d'indiquer rapidement en terminant les autres applications heureuses qui ont été faites de la dilatation forcée. Montrer par quelques exemples les bons effets qu'elle a produits dans plusieurs affections qui s'accompagnaient de contracture du sphincter anal, n'est-ce point, au reste, prouver par méthode indirecte son efficacité dans le cas d'hémorrhoïdes, et plaider encore la cause que je me suis attaché à défendre?

A. *Sphinctéralgie simple.* — Je laisse de côté son application à la *fissure anale*. Nous l'avons vu, ce traitement, qui a servi de point de départ à la méthode, est généralement adopté aujourd'hui; ce serait donc perdre mon temps que de choisir une observation entre mille pour montrer la sphinctéralgie fissurale guérie par la dilatation forcée : je puis renvoyer, d'ailleurs, à mon observation III, dans laquelle les hémorrhoïdes étaient compliquées de fissure.

Mais je m'arrêterai un instant à cette contracture douloureuse qui se rencontre assez fréquemment comme affection isolée chez les jeunes sujets, et que j'ai eu l'occasion de mentionner déjà au chapitre de physiologie pathologique. Ne pouvant être rattachée à aucune lésion du rectum ou de l'anus, elle constitue bien une maladie idiopathique, une véritable névrose sur laquelle Boyer a longuement insisté.

Il était tout naturel de songer à traiter cette contracture, s'offrant comme maladie essentielle, par la même méthode qui avait réussi contre elle lorsqu'elle était symptomatique d'une autre affection. Aussi la sphinctéralgie simple figure-t-elle parmi les premières applications que M. Maisonneuve fit, en 1849, de la dilatation forcée. Dans ces cas l'opération est toujours suivie de succès, comme le prouve la statistique de ce chirurgien (1). Je prends pour exemple une observation empruntée à la thèse de Lepelletier.

Obs. XII (Thèse de Lepelletier, 1851). — Contracture spasmodique du sphincter anal ; dilatation forcée. Guérison.

Le nommé X...., employé au gaz, fut admis l'année dernière (1850) à l'hôpital Cochin, dans le service de M. Maisonneuve.

Il y a un mois, à peu près, qu'il eut, à la suite de violents chagrins, une jaunisse et éprouva une constipation qui augmenta progressivement ; elle devint bientôt assez forte pour lui occas onner de vives douleurs quand il se présentait à la garde-robe : elles se prolongeaient aussi quelques heures après.

A l'examen, après avoir attentivement déplissé les plis radiés de l'anus, on ne trouva pas la moindre trace de fissure. Le doigt, introduit dans le rectum, découvrit une contracture violente du sphincter.

Le lendemain, M. Maisonneuve procéda à l'opération. La dilatation s'opéra facilement. Pendant la journée, le malade ressentit quelques cuissons ; le soir, il éprouva le besoin d'uriner, et ne put le satisfaire que vers minuit, sans douleurs.

Le surlemendemain le malade eut une selle facile. Les jours suivants son état fut très-satisfaisant. Il sortit de l'hôpital parfaitement guéri de son affection.

Il convient de rapprocher cette sphinctéralgie anale du

(1) Maisonneuve. Clinique chirurgicale, loc. cit.

spasme douloureux qui survient, sans cause connue, dans d'autres sphincters, tels que celui de la vessie, le sphincter uréthral et le constricteur du vagin.

Ce dernier muscle, orbiculaire et soumis à la volonté comme le sphincter externe de l'anus, peut lui être spécialement assimilé au point de vue pathologique et thérapeutique. Comme lui il est fréquemment atteint de contracture, accompagnée ou non d'une lésion érosive des voies génitales externes. Même analogie dans les symptômes douloureux. Chez les femmes atteintes de vaginisme, le toucher suffit à provoquer de vives souffrances qui sont exaspérées encore par les rapprochements sexuels. Enfin le sommeil chloroformique et les onctions opiacées ou belladonées présentent les mêmes avantages momentanés dans ces deux contractures, et surtout les mêmes moyens chirurgicaux ont été dirigés contre elles. C'est en effet par la dilatation lente et continue, par la section sous-cutanée du *constrictor cunni*, enfin par la dilatation forcée qu'on a jusqu'ici traité avec succès le vaginisme.

Parmi les faits de même ordre, on peut rappeler que M. A. Mercier a conseillé, dans les cas de contracture permanente du col de la vessie, la dilatation forcée pratiquée à l'aide d'un instrument de son invention (1).

Mentionnons aussi un remarquable exemple de rétrécissement spasmodique de l'œsophage guéri au moyen de la distension forcée, en 1869, par M. le professeur Broca (2).

B. Constipation chronique. — Un élève de M. Maisonneuve, Kunemann, a consacré toute une thèse à ce sujet (3).

(1). Aug. Mercier. Mémoire à l'Académie de médecine (18 sep. 1849).

(2) Jaccoud. Pathologie interne. (Appendice aux quatre premières éditions p. 94).

(3) Kunemann. Thèse citée. Paris, 1851.

Dans ce travail il réunit plusieurs cas de constipation rebelle accompagnée de contracture, guéris par la dilatation forcée. Il insiste sur ce fait que la contracture est le plus souvent indolente, quelquefois même à peine manifeste, et prouve par un exemple qu'elle peut porter exclusivement sur le sphincter interne. Enfin il tend à mettre cette contracture sous la dépendance de la constipation, la considérant comme un épiphénomène; j'incline plutôt à penser que ses observations se rapportent à des cas de contracture simple, idiopathique, dont la constipation est un des symptômes les plus constants. Cette restriction faite, je suis tout disposé à admettre avec Kunemann l'efficacité du traitement dans ces constipations invétérées. En effet, non-seulement on a la chance de guérir une incommodité des plus pénibles, mais encore on prévient les accidents que pourrait entraîner ultérieurement la défécation : érosions, fissures, décollement de la muqueuse, tumeurs hémorrhoïdales, etc. M. Fontan est du même avis, et déclare en terminant son mémoire que cette application de la distension forcée lui parait légitime et fondée, et qu'il est porté à en faire l'essai. Voici une observation tirée de la thèse de Kunemann.

Obs. XIII (Thèse de Kunemann, 1851). — Constipation opiniâtre ; contracture légère du sphincter anal ; dilatation. Guérison.

Mme C..., rue de l'Echiquier, est sujette à une constipation qui dure depuis un temps considérable. Les évacuations alvines n'ont lieu que deux fois par mois; chaque fois elles sont précédées, pendant quatre ou cinq jours, de violentes coliques accompagnées de flatuosités, de borborygmes. La défécation ne s'accomplit pas sans d'assez grandes difficultés et détermine chaque fois des douleurs vives du côté de l'anus.

La malade a eu recours à un grand nombre de médecins. Chaque fois on lui faisait prendre des purgatifs, des lavements, mais tous ces moyens étaient restés sans résultat.

M. Maisonneuve, après avoir examiné l'anus, reconnut que Mme C...
était affectée de contracture du sphincter anal. Il lui proposa la dilatation,
et la malade se soumit à cette opération.

Une première fois l'opération ne fut pratiquée que sur le sphincter externe, et ne donna pas le résultat qu'on en attendait. M. Maisonneuve pratiqua alors la dilatation du sphincter interne, et, comme les selles, quoique
devenues bien plus faciles, étaient restées très-dures, il prescrivit à sa malade l'usage de la graine de moutarde blanche pendant quinze jours. Les
garde-robes devinrent faciles, moins dures, et eurent lieu toutes les vingt-
quatre ou quarante-huit heures. Quant aux autres accidents si incommodes,
qui avaient longtemps fatigué la malade, jamais ils n'ont reparu.

C. Prolapsus rectal. — On sait que le prolapsus du rectum s'accompagne d'ordinaire d'une paralysie du sphincter anal, et plusieurs traitements ont pour but principal
de rendre sa tonicité au muscle relâché : eau froide en
douches périnéales et en lavements; strychnine à l'intérieur
et en injections sous-cutanées; faradisation, etc.

Or M. Verneuil a constaté, dans ces derniers temps,
chez deux malades affectés de prolapsus rectal, une contracture du sphincter, au lieu de la paralysie classique;
c'étaient les deux premiers cas de ce genre qu'il observait,
et il songea à les traiter par la dilatation forcée.

Le premier s'est offert à l'hôpital, vers le milieu d'avril,
chez un homme de 61 ans, robuste et sobre, qui pendant
de longues années avait souffert d'hémorrhoïdes internes.
Ces dernières, qui paraissaient guéries, avaient laissé après
elles un prolapsus léger et réductible de la muqueuse rectale. L'existence d'une contracture bien nette du sphincter et
la crainte que l'irritation trop prolongée de la muqueuse
procidente ne contribuât au développement d'un épithélioma, décidèrent M. Verneuil à opérer le malade au
moyen de la dilatation forcée. Mais le matin du jour
où l'opération devait avoir lieu, survinrent des symp-

tômes inflammatoires, s'accompagnant de troubles gastriques et d'une légère réaction fébrile.

Le malade eut une rectite, qui dura quatre ou cinq jours
et se termina par un sphacèle superficiel de la muqueuse.
Comme il avait hâte de rentrer chez lui, et que, d'autre part, M. Verneuil se souciait peu de le traiter dans
ces conditions, il quitta l'hôpital avant d'être guéri, et je
n'ai pas eu depuis de ses nouvelles.

M. Verneuil a rapporté dans sa clinique du 9 mai la
seconde observation qui s'était présentée peu de jours auparavant dans sa clientèle. La voici en quelques mots.

Obs. XIV. Prolapsus rectal compliqué d'hémorrhoïdes et de fissure ; forte
contracture du sphincter; dilatation forcée.

M. X..., chimiste distingué, âgé de soixante ans environ, d'une constitution manifestement arthritique, est atteint depuis une quinzaine d'années d'un prolapsus de la muqueuse rectale. Cette affection est survenue à
la suite d'un accident de chemin de fer, dans lequel il reçut un coup de
tampon sur la région lombaire. Quelques légers accidents de myélite disparurent promptement ; seul le prolapsus rectal persista, ne donnant lieu
pendant longtemps ni à des douleurs, ni à des pertes sanguines, et ne constituant qu'une gêne qui obligeait M. X... à sortir toujours en voiture. Il le
réduisait très-facilement, et remédiait par des soins de propreté à cette infir-
mité légère. Il y a un an, le prolapsus augmenta de volume tout en restant
réductible, et la marche devint presque impossible; puis, au commencement
d'avril, survinrent des douleurs atroces, accompagnant la défécation et se
prolongeant environ trois quarts d'heure après ; pour les calmer on dut recourir aux injections de chlorhydrate de morphine. — A chaque garde-robe
la tumeur sortait et ne se réduisait qu'avec une extrême difficulté ; enfin, le
1 mai, survinrent d'abondantes hémorrhagies, et les deux médecins qui
soignaient M. X..., indécis sur l'existence d'hémorrhoïdes, appelèrent
M. Verneuil en consultation.

Procédant à l'examen local, il constata la présence à la marge de l'anus
d'un bourrelet circulaire, régulier, véritable cylindre de trois centim.
de hauteur. Il n'y avait point ces lobes inégaux, séparés par des scissures

profondes, qui caractérisent le bourrelet hémorrhoïdal, et, de plus, la tumeur paraissait se continuer à sa périphérie avec la peau de l'anus. Par contre, au lieu de la coloration rosée et de la consistance molle propres au prolapsus rectal, la surface était rénitente et violacée ; elle offrait une turgescence vasculaire énorme. Enfin, en un point de la circonférence de ce bourrelet, on voyait une fissure assez étendue. — Si l'on essayait de pratiquer le toucher rectal, on avait la plus grande peine à atteindre l'extrémité supérieure du sphincter ; il formait un anneau rigide qui comprimait fortement le doigt. Les fesses étaient aussi étroitement appliquées l'une contre l'autre, et le toucher provoquait des douleurs vives, surtout en arrière, vers la pointe du coccyx. En somme, il y avait une sphinctéralgie violente, très-probablement accompagnée de contracture du releveur de l'anus.

Voici comment cette exploration permit à M. Verneuil d'expliquer l'enchaînement des accidents chez ce malade. Un prolapsus ancien, longtemps indifférent, s'était récemment compliqué de contracture sphinctérienne qui, s'opposant à la réduction du cylindre muqueux et étranglant les veines nombreuses qui l'alimentent, avait déterminé secondairement la production d'hémorrhoïdes sur toute la surface de la muqueuse procidente ; enfin les violents efforts de défécation avaient produit une érosion sur ce bourrelet hémorrhoïdal turgescent.

En présence de la contracture avec ses symptômes douloureux, et des hémorrhagies qui persistaient depuis huit jours quand il fut appelé, M. Verneuil n'hésita pas à faire la dilatation forcée du sphincter.

Le 7 mai, l'opération fut pratiquée avec le spéculum, suivant la description que j'en ai donnée plus haut. M. Verneuil s'assura ensuite avec les doigts que la contracture était complètement vaincue ; il amena sans peine les phincter au contact des tubérosités ischiatiques, et réduisit très-aisément le prolapsus ; mais presque aussitôt il ressortit spontanément. Une nouvelle réduction fut suivie d'une nouvelle procidence, et il en fut de même dans sept ou huit tentatives successives : chaque fois que la tumeur restait dehors quelques secondes, on la voyait se tuméfier et devenir violacée, comme si on y eût injecté du sang.

En terminant l'histoire de ce malade qu'il n'avait pas revu depuis l'opération, M. Verneuil exprimait l'espoir que, dans ce cas compliqué, la dilatation forcée remédierait aux douleurs et aux pertes sanguines ; par contre, il avait peu de confiance dans la disparition du prolapsus ancien et volumineux, à moins qu'il ne se produisit ici un mode de guérison analogue à celui d'Adolphe C... (Observation XI), par soudure de la muqueuse au plan musculaire sous-jacent.

Les prévisions de M. Verneuil concernant les hémorrhagies et les symptômes douloureux se sont absolument réalisées, comme le prouvent les renseignements qu'a bien voulu me donner le Dr Thorel, médecin de M. X...; l'opération a coupé court à ces deux accidents. Très-vite aussi le prolapsus s'est réduit de lui-même, mais pour sortir de nouveau à chaque défécation. Cependant le malade a remarqué une diminution progressive dans le volume du paquet procident, spécialement après quelques jours de constipation, quand les matières ont acquis une certaine consistance ; son état général lui paraît à lui-même sensiblement amélioré. — Le traitement actuel se compose de douches froides, de préparations de strychnine et de substances constipantes, telles que tannin, sous-nitrate de bismuth, aliments féculents, etc.

Je cite ces exemples sans commentaires, me bornant à dire que la dilatation forcée me paraît une opération très-*rationnelle* lorsque le prolapsus de la muqueuse rectale s'accompagne de contracture violente du sphincter. C'est à l'avenir de décider si elle est réellement *efficace*, alors qu'on sera parvenu, grâce à une observation attentive et prolongée, à réunir un certain nombre de ces faits exceptionnels.

4° *Autres indications.* — Il n'est pas surprenant que d'autres affections du rectum, et spécialement les rétrécissements de toute nature, produisent par action réflexe une contracture du sphincter anal, au même titre que les hémorrhoïdes. Le plus souvent, il est vrai, cette contracture est indolente ; mais elle détermine la rétention des gaz intestinaux et leur accumulation dans l'ampoule rectale, incommodité qui est pour les malades la source d'un tourment continuel, sinon de souffrances véritables. Pour obvier à cet inconvénient, la dilatation forcée présente de sérieux avantages.

Dans un cas de « rétrécissement du rectum causé par une injection d'eau bouillante et de térébenthine, » rapporté par le journal *The Lancet* (1), ce seul traitement a suffi pour amener la guérison. Mais dans les cas de rétrécissement du rectum fibreux ou organique, qui sont de beaucoup les plus fréquents, elle doit constituer simplement un temps préliminaire dans l'opération de la rectotomie. Je l'ai vu pratiquer dans ces conditions par M. Verneuil, pour un rétrécissement syphilitique, et je sais que M. Panas est aussi partisan de ce procédé. Pour assurer la libre expulsion des gaz, il est utile de laisser en permanence après l'opération une sonde en gomme dans le rectum.

(1) Duret. Histoire et traitement des maladies chirurgicales du rectum. **Revue** critique à propos des travaux récents, *in* Mouv. médic. 1873, p. 202.

CONCLUSIONS.

Parvenu au terme de ce travail, je crois pouvoir le résumer dans les propositions suivantes :

1° L'étiologie banale des hémorrhoïdes internes est dominée par une grande cause mécanique, la compression du système porte, en un point quelconque de ce vaste réseau veineux.

2° Dans la grande majorité des cas, cette compression se limite aux branches d'origine des veines hémorrhoïdales supérieures, et elle est exercée par les boutonnières musculaires que ces branches, d'abord sous-muqueuses, sont obligées de traverser à angle droit pour pénétrer dans le méso-rectum ; les boutonnières ont un rôle tantôt actif tantôt passif dans cette constriction.

3° Les hémorrhoïdes une fois constituées déterminent, par action réflexe, une contracture plus ou moins violente, douloureuse ou non, et le plus souvent permanente des sphincters de l'anus.

4° Cette contracture jouant un rôle capital dans le développement ultérieur des hémorrhoïdes internes et la production des accidents qui suivent leur procidence (étranglement, hémorrhagies, irréductibilité), la dilatation forcée du sphincter s'offre comme le moyen de traitement le plus rationnel.

5° Ce traitement rationnel se trouve être en même temps le plus simple, et le plus inoffensif de tous ceux qui ont été proposés; à peine mérite-t-il le nom d'opération.

6° Il est formellement indiqué toutes les fois qu'il y a des pertes sanguines abondantes ; dans les cas d'anémie prononcée il est bon de le faire suivre d'une cure d'hydro-thérapie.

7° La distension forcée n'exerce vraisemblablement pas d'action directe sur les hémorrhoïdes externes ; toutefois ces dernières, qu'il est si fréquent de voir coïncider avec des tumeurs internes, bénéficient indirectement de l'opéra-tion.

8° En présence d'*une trentaine de cas* déjà connus, dans lesquels la dilatation forcée, sans donner lieu à aucun ac-cident grave, a invariablement produit soit une guérison radicale, soit une amélioration notable, il n'est pas témé-raire de présumer que cette excellente méthode passera rapidement dans le domaine de la chirurgie usuelle, et s'imposera un jour comme le traitement le plus générale-ment applicable aux hémorrhoïdes.

9° La dilatation forcée, seul traitement rationnel de la sphinctéralgie simple, paraît encore indiquée, comme opération unique ou complémentaire, dans plusieurs affections du rectum qui s'accompagnent d'un certain degré de contracture du sphincter anal.

INDEX BIBLIOGRAPHIQUE

A. Boyer. — Sur quelques maladies de l'anus (*in* Journal complémentaire des sciences médicales, 1818, t. II, p. 24).

A. Boyer. — Traité des maladies chirurgicales, 5e édit., 1849, t, VI, p. 534 à 569 et 605 à 625.

Bégin. — Observations relatives aux fissures de l'anus et aux constrictions du rectum (*in* Recueil de mémoires de méd. et de chir. milit., 1re série, 1826, t. XVIII, p. 254 à 275).

Bégin. — Mémoire sur quelques maladies de l'anus (*in* Annales de la chirurgie française et étrangère, 1841, t. III, p. 180).

Jobert (de Lamballe). — Dissert. sur les hémorrhoïdes, 1828. Thèse de Paris, n° 24).

Cruveilhier. — Dict. de méd. et de chir. pratiques. 1829, t. III, art. *Anus*.

Blandin. — Dict. de méd. et de chir. pratiques, 1832, t. VIII, art. *Fissure*.

Velpeau. — Dict. de méd. en 30 vol., 1833, t. III, art. *Anus*.

Lepelletier (de la Sarthe). — Des hémorrhoïdes et de la chute du rectum. Thèse de concours. Paris, 1834.

Ph. Bérard et Raige-Delorme. — Dict. de méd. en 30 vol., 1837, t. XV, art. *Hémorrhoïdes*.

Récamier. — De l'extension, du massage et de la percussion cadencée dans le traitement des contractures musculaires (*in* Revue médicale, janvier 1838).

Anonyme. — Archives de médecine, 3e série, 1838, t. I, p. 383 et t. II, p. 118.

Dupuytren. — Leçons orales, 2e édit., 1839, t. IV, p. 119 à 172.

Maisonneuve. — Du traitement de la fissure à l'anus, etc. (clinique recueillie par Lepelletier), *in* Gaz. des hôp., 1849, p. 220, numéro du 12 mai.

Maisonneuve. — Clinique chirurgicale, t. II, p. 500.

Monod. — De la dilatation forcée comme moyen de traitement de la fissure à l'anus, etc. (*in* Bull. de la Soc. de chir., mai 1849, t. I, p. 229).

H. Bernet. — De la contracture du sphincter de l'anus avec fissure et de son traitement. Thèse de Paris, 1850, n° 8.

P.-M. Lepelletier. — De la contracture du sphincter anal et de son traitement par la dilatation forcée. Thèse de Paris, 1851, n° 61.

F. Kunemann. — De la constipation compliquée de contracture du sphincter anal et de son traitement par la dilatation de l'anus. Thèse de Paris, 1851, n° 167.

Verneuil. — Anatomie pathologique des hémorrhoïdes (Bull. de la Soc. anat., 1855, t. XXX, p. 175 et 191).

Germain. — Nature et traitement chirurgical des tumeurs hémorrhoïdales. Thèse de Paris, 1856, n° 47.

Nélaton, — Pathologie chirurgicale, 1858, t. V, p. 73 à 97.

Demarquay. — Mémoire sur le traitement des hémorrhoïdes (*in* Gaz. méd. de Paris, 1860, p. 634 et 653).

Benoît. — Des tumeurs hémorrhoïdales et de leur traitement (*in* Montpellier médical, 1860).

Curling. — Diseases of the rectum, 2e édition. London, 1864.

A. Robert. — Quelques considérations physiologiques et pathologiques sur certains appareils musculaires faisant fonction de sphincters. Thèse de Strasbourg, 1865, n° 871.

Béclard. — Traité de physiologie, 1866, 5e édition, p. 73.

Gosselin. — Leçons sur les hémorrhoïdes. Paris, 1866.

Dubrueil et P. Richard. — Veines du rectum; physiologie pathologique des hémorrhoïdes (*in* Arch. Physiol., 1868, t. I, p. 233).

P. Bert. — Nouveau Dict. de méd. et de chir. pratiques, 1869, t. X, p. 747 art. *Défécation*.

Jamain. — Manuel de pathol. chirurg., 1870, 2e édit., t. II, p. 663.

Calmeille. — Des hémorrhoïdes et de leur traitement chirurgical. Thèse de Paris, 1870, n° 178.

Lartisien. — Du traitement chirurgical des hémorrhoïdes. Thèse de Paris, 1873, n° 262.

Lannelongue. — Nouveau Dict. de méd. et de chir. pratiques, 1873, t. XVII, p. 404, art. *Hémorrhoides*.

Christopher Heath. — Lectures on the diseases of the rectum (*in* The Lancet 1873, 18 janv., 22 fév., 24 mai).

William Allingham. — Diseases of the rectum (2e édit. London, 1873).

Sappey. — Traité d'anat. descript., 1874, 2e édit., t. IV, p. 268.

Vulpian. — Leçons sur l'appareil vaso-moteur, 1875, t. II, p. 528.

Lesueur. — De l'état du foie chez les hémorrhoïdaires. Thèse de Paris, 1875.

Fleury. — Traité thérapeutique et clinique d'hydrothérapie, 4e édit. Paris, 1875.

J. Fontan. — Du traitement des hémorrhoïdes par la dilatation forcée (*in* Moniteur thérapeutique de Paris, 1875, numéro du 1er novembre). Mémoire présenté à la Société de chirurgie de Paris (séance du 18 octobre 1876). Paris, mai 1877.

Cristofari. — Du traitement chirurgical des hémorrhoïdes et en particulier de la dilatation forcée. Thèse de Paris, 1876, n° 164.

E. Kuss et M. Duval. — Cours de physiologie, 1876, 3e édit., p. 337.

Th. Anger. — Rapport sur le Mémoire de M. Fontan (*in* Bull. de la Soc. de chir., t. III, p. 141). Discussion sur le traitement des hémorrhoïdes. *Ibid.*, p. 186 (séances des 21 et 28 février 1877).

Le Fort. — Manuel de méd. opérat., 1877, 8e édit., p. 452.

D. Mollière. — Traité des maladies du rectum et de l'anus. Paris, 1877, p. 183.

Duret. — Note sur la disposition des veines du rectum et de l'anus et sur quelques anastomoses peu connues du système porte (Communication à la Société anatomique; séance du 23 mars 1877).

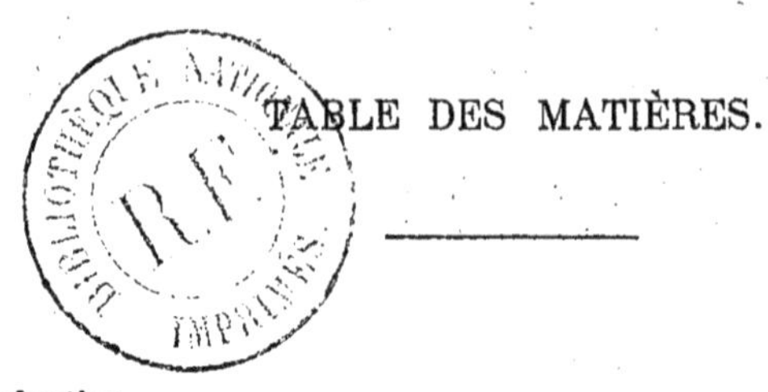

TABLE DES MATIÈRES.

Paris. — A. PARENT, imprimeur de la Faculté de Médecine, rue M.-le-Prince, 29-31.

BIBLIOTHEQUE NATIONALE DE FRANCE
3 7531 02773418 6

9 782019 298463